JULIUS LOEWENSTEIN

GEWALTFREIE KOMMUNIKATION

– KONFLIKTE LÖSEN –

Wie Sie die Gefühle Ihrer Mitmenschen effektiv durchleuchten und durch raffinierte Methoden aus der Psychologie Ihre Beziehungen nachhaltig verbessern

2. Auflage: Januar 2020

Haftung für externe Links

Das Buch enthält Links zu externen Webseiten Dritter, auf deren Inhalt der Autor keinen Einfluss hat. Deshalb kann für die Inhalte externer Inhalte keine Gewähr übernommen werden. Für die Inhalte der verlinkten Webseiten ist der jeweilige Anbieter oder Betreiber der Webseite verantwortlich. Die verlinkten Seiten wurden zum Zeitpunkt der Verlinkung auf mögliche Rechtsverstöße überprüft. Rechtswidrige Inhalte waren zum Zeitpunkt der Verlinkung nicht erkennbar. Eine permanente inhaltliche Kontrolle der verlinkten Webseiten ist jedoch ohne konkrete Anhaltspunkte einer Rechtsverletzung nicht zumutbar. Bei Bekanntwerden von Rechtsverletzungen werden derartige Links umgehend entfernt.

Coverbild: iconspro / Shutterstock

Druck / Auslieferung: Amazon oder eine Tochtergesellschaft

Herausgeber (Verlag):

J. Loewenstein Media GmbH
Ericusspitze 4, 20457 Hamburg

Independently published | **ISBN: 978-1702102568**

INHALT

Vorwort

Gewaltfreie Kommunikation – ein Begriffspaar, das schon jedem einmal begegnet ist. Aber was genau bedeutet es, wenn die Wörter „gewaltfrei" und „Kommunikation" in einen Kontext gesetzt werden? Was heißt es, gewaltfrei zu kommunizieren?

Manch einer denkt sich womöglich nun, dass eine solche Form der Kommunikation doch selbstverständlich sei. Tagtäglich steht man als Mensch in Kontakt mit anderen Personen, sei es in beruflichen oder privaten Kontexten. Je mehr man sich mit anderen Leuten beschäftigt, desto häufiger können dabei jedoch Probleme bzw. Konflikte auftreten. Beobachtet man einen Streit zwischen Kindern, endet dieser nicht selten darin, dass eine von beiden Parteien handgreiflich wird: Es wird getreten, geschlagen, manchmal sogar gebissen. Kinder können sich oftmals noch nicht in einer Art und Weise ausdrücken, wie Erwachsene es tun. Sie versuchen durch Gewalt ihren Gefühlen freien Raum zu geben und ihre Probleme derartig zu lösen.

Solch ein Verhalten schlummert in jedem von uns. Durch Erziehung und Erfahrungen legt sich dies meist im Alterungsprozess. Doch wie Kindern ist es manchmal auch Erwachsenen nicht immer möglich, einen Konflikt gewaltfrei zu lösen. Dabei ist Gewalt nicht immer von körperlicher Natur. Auch Beleidigungen, Mobbing usw. sind eine Form von Gewalt. Bei manchen Auseinandersetzungen kommt es daher zunächst einmal zu verbalen Beleidigungen, in schlimmeren Fällen kann dies auch in Handgreiflichkeiten ausarten. Die Gründe dafür können ganz unterschiedlich sein, oftmals spielen jedoch die Gefühle der Beteiligten eine tragende Rolle.

Oftmals entstehen Streitigkeiten einzig und allein aus dem Grund, dass Personen andere für Ihre Gefühle verantwortlich machen. Doch solchen Konflikten ist man keinesfalls schutzlos ausgeliefert. Natürlich können Gefühle sehr stark sein und viele Menschen lassen sich sogar sehr oft von diesen leiten, doch Gewalt ist nie eine Lösung und sollte daher auch nie angestrebt werden. Wie geht man um mit solch brenzligen Situationen, wenn man diese gewaltfrei lösen möchte? Genau dabei kommt die Grundhaltung, ja sogar die Lebensphilosophie der gewaltfreien Kommunikation ins Spiel. Diese kann Ihnen helfen, in konfliktgeladenen Situationen gelassen und überlegt zu handeln und ihren eigenen Standpunkt sachlich zu vermitteln.

Erfahren Sie in diesem Buch, wie Sie in schwierigen Umständen Ihre Souveränität aufrechterhalten und Kritik und Vorwürfe nicht persönlich zu nehmen. Beherzigen Sie die Inhalte dieses Buches, so werden Sie mit Ärger besser umgehen können, Ihre Mitmenschen besser verstehen und auch den Umgang mit ihnen lernen. Natürlich kann man auch in Konflikten mit der eigenen Person liegen. Trauen Sie sich in diesem Fall, die Situation selbst in die Hand zu nehmen und in einen inneren Frieden mit sich selbst zu kommen.

Erwarten Sie kein Buch, das Sie bei einer Bahnreise in den Schlaf lullt oder Ihnen nichts weiter als nur eine Perspektive aufzeigt. Hier handelt es sich um wirklich wichtige Informationen, die intelligente Leser benutzen, weiterreichen und von denen Sie profitieren können. Heute noch!

Viel Erfolg beim Lesen und Umsetzen wünscht,

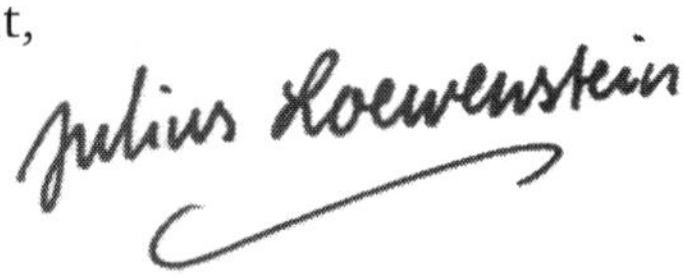

Einleitung

„Jeder hat jeden lieb“. Das stellen sich womöglich viele Menschen spontan vor, wenn sie an die Bezeichnung der gewaltfreien Kommunikation denken. Allerdings steckt hinter dem Konzept der gewaltfreien Kommunikation weit mehr, als „jeden lieb zu haben“ und jeglichen Konflikt passiv ertragen zu müssen. Bei der gewaltfreien Kommunikation handelt es sich in erster Linie um eine Form des Konfliktmanagements. Dieses Handlungskonzept wurde erstmals von Marshall B. Rosenberg entwickelt und soll vor allem dazu dienen, dass Menschen vertrauensvoll und friedfertig miteinander umgehen können.

Anders als man vielleicht zunächst vermuten möchte, ist dies jedoch kein Phänomen der Neuzeit.

Bereits in den 1960er Jahren lassen sich erste Anzeichen der gewaltfreien Kommunikation finden, als Rosenberg sich mit der amerikanischen Bürgerrechtsbewegung auseinandersetzte. Dabei trug er dazu bei, dass beispielsweise die „Rassentrennung“ (schwarz/weiß) an öffentlichen Institutionen, wie zum Beispiel Schulen, rückgängig gemacht wurde. Aus diesen Erfolgen Rosenbergs entwickelte sich danach mehr und mehr das Handlungskonzept der gewaltfreien Kommunikation, kurz **GFK** genannt.

Mit Blick auf die Anfänge der **GFK** wird deutlich, dass diese nicht nur für den einzelnen Menschen im Beruf bzw. Alltag erhebliche Vorteile mit sich bringen kann. Vielmehr kann solch eine friedvolle Einstellung große Mengen an Personen betreffen, die alle von einer gewaltfreien Lösung eines Konfliktes profitieren. Im Zentrum steht vor allem die wertschätzende Beziehung, die dabei zwischen den betroffenen Menschen aufgebaut werden soll. Diese bildet gewissermaßen die Grundpfeiler von Kooperation und Zusammenleben und ist damit ein unerlässlicher Faktor im Leben eines jeden Menschen.

Wer es versteht, die GFK-Philosophie anzuwenden und diese an andere Personen weiterzugeben, wird schnell auf Zustimmung und Belohnung treffen.

Es gibt kaum einen Bereich, in dem sich die GFK nicht anwenden lässt, denn überall arbeiten oder leben Menschen zusammen und stehen im Kontakt zueinander. Sei es im Beruf, in Bildungseinrichtungen und Organisationen, in Therapien, Beratungsgesprächen oder sogar in der Diplomatie, die GFK ist in jeder Situation ein stummer Begleiter vieler Menschen.

Neben dem harmonischen Miteinander verhilft die GFK außerdem zu einem besseren Verständnis der Mitmenschen und hilft, auch nachhaltig bessere Kontakte zu schließen. Wer andere Personen besser verstehen kann, hat dadurch sowohl im privaten als auch im beruflichen Leben Vorteile. Höhere Aufstiegschancen, Beliebtheit und tiefe Beziehungen wären dabei nur ein paar Beispiele von vielen. Auch für Unternehmen ist die Philosophie der GFK interessant. Denn die GFK kann zudem das Arbeitsklima im Unternehmen verbessern und somit die Produktivität der Mitarbeiter steigern.

Entdecken Sie, was es heißt, die GFK als Lebensphilosophie zu verstehen und auch nach dieser zu leben. Wenn Sie sich näher mit dieser beschäftigen, werden Sie vielleicht feststellen, dass Sie teilweise bereits danach leben, ohne es wirklich gewusst zu haben. Sicher werden Sie allerdings auch neue Aspekte finden und aufnehmen. Haben Sie die GFK Philosophie erst einmal verinnerlicht, werden Sie bald merken, dass man sie schlecht verlernen kann. So können Sie ihr ganzes Leben davon nachhaltig profitieren.

Grundlagen: Der richtige Umgang miteinander

Der wichtigste Bestandteil und gleichzeitig auch der prägendste Faktor der GFK ist der menschliche Umgang untereinander. Konflikte entstehen erst durch menschlichen Kontakt, können wiederum aber auch nur durch diesen gelöst werden. Für die Lösung von Konflikten nennt die GFK zwei wichtige Fähigkeiten. Einerseits sollte man sich stets aufrichtig gegenüber anderen zeigen und andererseits empathisch (zu)hören können.

Dem empathischen Hören wurde aufgrund seiner großen Bedeutung für die GFK ein eigenes Oberthema gewidmet (siehe „Der Grundstein des Miteinander – Empathie und Einfühlungsvermögen"). In den folgenden Kapiteln möchte ich Ihnen erklären, was genau es heißt, andere Personen wahrzunehmen und selbst annehmbar und aufrichtig aufzutreten.

Verschärfen Sie Ihre Aufmerksamkeit

Um Ihre Mitmenschen genauer wahrnehmen zu können, müssen Sie wissen, wie genau man andere Personen beobachtet und deutet. Unter Beobachten dürfen Sie sich nun jedoch nicht vorstellen, dass Sie heimlich aus einer Ecke heraus andere Menschen beschatten.

Dies hat eher einen gegenteiligen Effekt. Versuchen Sie vielmehr, gewisse Anzeichen und Hinweise auf Verhaltensweisen und Gefühle bei anderen Menschen zu erkennen.

Beim aufmerksamen Beobachten ist es außerdem wichtig sich mit Bewertungen und Urteilen zurückzuhalten. Sie sollten die beiden Komponenten „Beobachten" und „Bewerten" stets klar voneinander trennen. Aber was genau heißt es überhaupt aufmerksam zu sein und was bringt es uns? Die Antwort ist ganz einfach: Aufmerksamkeit hilft dabei, wirklich zu verstehen, was gesagt wird bzw. was jemand mit nonverbalen Signalen, beispielsweise durch Gesten, ausdrücken möchte.

Richten Sie Ihre Aufmerksamkeit daher nach außen und und nehmen Sie ihren Gesprächspartner umfassend wahr. Fokussieren Sie sich beispielsweise auf die Mimik und Gestik oder bestimmte Verhaltensweisen ihres Gesprächspartners. Allerdings ist es ebenso wichtig, auch die Umgebung im Auge zu behalten. Richten Sie daher Ihre Aufmerksamkeit nicht nur auf ihr Gegenüber im Gespräch, sondern auch auf das jeweilige Umfeld. Wer seine Umgebung im Blickfeld hat, hat nämlich meist den Eindruck, die Lage besser kontrollieren zu können. Dies gibt vielen Menschen ein Gefühl von Sicherheit, wodurch Sie sicherer und selbstbewusster auftreten können. Aufmerksamkeit sorgt außerdem dafür, dass Sie Situationen besser einschätzen können. Dabei kommt wieder die Beobachtung der anderen Person und des Umfeldes ins Spiel.

Sind Sie aufmerksam genug, können die subjektive Welt des jeweils anderen auf eine viel bessere Art und Weise einschätzen. Bleiben Sie daher stets neugierig und offen, um Ihre Aufmerksamkeit zu schulen, aufrecht zu erhalten und den richtigen Nutzen aus ihr zu ziehen.

Natürlich dürfen Sie nun jedoch keinesfalls denken, dass Sie einzig und allein aus dem Grund aufmerksam auf andere Personen sein sollen, um diese möglichst gut einschätzen zu können. Zwar ist dies kein negativer Effekt, allerdings hat dieser Umstand meist einen etwas bitteren Beigeschmack. Viele Menschen denken dabei sofort an etwas Abschätzendes, wenn nicht gar Berechnendes. Darauf ist hierbei natürlich keinesfalls abgezielt!

Vielmehr ist ein gesundes Maß an Aufmerksamkeit stets notwendig, um sich schlichtweg die jeweiligen Eindrücke besser merken zu können. Konzentrieren Sie sich gänzlich auf Ihr Gegenüber und das jeweilige Umfeld, wird es Ihnen viel leichter fallen, die Eindrücke, die Sie dabei gewinnen, abzuspeichern. Neben einer verbesserten Einschätzung und leichterem Abspeichern von gewonnenen Informationen hat der Bereich der Aufmerksamkeit außerdem eine soziale Komponente.

Kennen Sie das nicht auch? Sie befinden sich in einem Gespräch mit einer anderen Person, doch diese scheint Ihnen gar nicht richtig zuzuhören. Sie lässt den Blick mehr als häufig abschweifen, antwortet kaum oder nur mit unzufriedenstellenden Äußerungen wie „Ja" oder „Aha" und scheint gänzlich nicht anwesend zu sein.

Solch ein Verhalten würde man schlichtweg als unhöflich bezeichnen und verständlicherweise freut sich niemand darüber, wenn andere Menschen derartig reagieren, wenn man mit ihnen spricht.

Solch ein Benehmen weckt vor allem den Gedanken, dass man langweilig sei. Man fühlt sich in einer gewissen Hinsicht beleidigt und schon entsteht daraus ein Konflikt (wenn auch in einer abgeschwächten Form).

Achten Sie daher darauf, dass Sie es nicht zu solch einer Situation kommen lassen. Bleiben Sie aus Höflichkeit aufmerksam, auch wenn Ihnen das gerade besprochene Thema vielleicht wirklich nicht gerade spannend vorkommt.

Es ist schlichtweg eine Frage von Respekt, dass man sein Gegenüber aufmerksam zuhört und diesen beachtet. Neben diesem sozialen Aspekt der Aufmerksamkeit können Sie außerdem „sozial" lernen, indem Sie andere Menschen im Gespräch beobachten. Wichtig ist in einer Konversation immer, dass Informationen zunächst in einer gewissen Art und Weise gedeutet werden müssen, ehe man auf sie reagieren kann.

Für Menschen ist es vor allem entscheidend, einer Situation gewisse Merkmale zuschreiben zu können, die für alle beteiligten Personen Sinn ergeben. Bestimmte Umstände müssen demnach sozial „gesehen" und dementsprechend gedeutet werden. Dafür müssen Sie sich in einem gewissen Hineinfühlen üben und bereit sein, ihr Gegenüber verstehen zu wollen.

Folgende Fragen können Ihnen bei der Klärung zu diesem Thema helfen:

I. **Was genau geschieht zwischen den Beteiligten?**

II. **Was genau nehmen Sie selbst wahr?**

III. **Wie wird auf etwas Bestimmtes durch die Personen reagiert?**

IV. **Deuten die beteiligten Personen die Situation als etwas Gemeinsames oder etwas Verschiedenes?**

VERSCHÄRFEN SIE IHRE AUFMERKSAMKEIT

Da nun vor allem die Aufmerksamkeit nach außen auf andere Personen behandelt wurde, sei es wichtig anzumerken, dass die Aufmerksamkeit nach innen eine ebenso wichtige Rolle spielt. Dies bedeutet, dass Sie sich auf Ihre eigene Wahrnehmungsfähigkeit konzentrieren und Ihre eigenen Empfindungen und gewonnenen Eindrücke aus einem nüchternen Standpunkt heraus betrachten können. Unter anderem gehört dazu, dass Sie mithilfe eines Netzes von Assoziationen die Gedanken ihrer Umwelt (beispielsweise von anderen Personen) zu einem Teil Ihrer „eigenen geistigen" Denkwelt machen.

Viele Dinge aus der Umgebung können Aufmerksamkeit erregen. Um nicht überfordert zu werden, sollten Sie sich daher strategisch verhalten und im Kopf nach (für Sie) relevanten Dingen und (für Sie) unrelevanten Dingen aussortieren. Durch Selbstaufmerksamkeit wird außerdem die Persönlichkeitsentwicklung vorangetrieben. Denn zur Aufmerksamkeit auf sich selbst gehört auch der Fokus auf die eigene Identität und das dazugehörige Verhalten. Diese beiden Dinge tragen dazu bei, dass die Menschen ein klares Bild von Ihnen erhalten. Außerdem können Sie so viel stärker kontrollieren, wie dieses aussieht. Bleiben Sie sich daher selbst treu und handeln Sie nach Ihren Maximen.

Vergessen Sie aber dennoch nicht den nötigen Respekt und die Höflichkeit Ihren Mitmenschen gegenüber.

Beginnen Sie also, Aufmerksamkeit als eine Art Haltung anzusehen, die Ihnen dabei hilft, alle relevanten Informationen aufzunehmen. Um eine gewisse Offenheit und Aufmerksamkeit zu gewährleisten, sollten Sie versuchen Situationen und Menschen immer wieder neu zu begegnen. Dabei kann das Ablegen der eigenen Vorurteile hilfreich sein. So erschließen Sie sich neue Sichtweisen und Verständnis für Anderes.

Wie das gelingen kann, habe ich im Kapitel „Wie Sie Hindernisse hinter sich lassen" näher erläutert.

Der Richter in Ihrem Kopf

Wenn Sie in Kontakt zu anderen Menschen stehen, sich mit diesen unterhalten und ihnen Ihre Aufmerksamkeit schenken, so passiert nahezu jedes Mal ein gewisser Vorgang in Ihrem Kopf. Egal über was gesprochen wird oder welche Gestiken Ihr Gegenüber an den Tag legt, innerlich fällt das menschliche Gehirn ein Urteil. Vielleicht haben Sie dies auch gar nicht beabsichtigt, aber dieser Prozess findet meist unbewusst statt. Sie stellen Vergleiche zu Ihrem Gegenüber an und fällen bestimmte Urteile.

An sich ist dies natürlich nichts Verwerfliches, hängt so etwas schließlich eng mit der eigenen Persönlichkeit und dem individuellen Geschmack zusammen. Es ist etwas völlig natürliches, wenn Menschen unterschiedliche Sichtweisen und Meinungen haben und das soll auch so bleiben! Allerdings rutschen dabei viele Menschen schnell in den Bereich der moralischen Urteile hinein. Damit unterstellt eine Person einer anderen, dass sich diese im Unrecht befindet oder sogar schlecht sei, da sie sich nicht bestimmten Wünschen gemäß verhält.

In solch einer Situation wird vor allem versucht, das Verhalten eines anderen Menschen zuzuordnen, zu analysieren und das scheinbare Fehlverhalten zu identifizieren. Klar ist dabei: Eine andere Person verhält sich so, wie man es selbst nicht tun würde. Vielmehr ist der Gedanke hinter solchen moralischen Urteilen aber, dass sich ein anderer Mensch nicht den eigenen Wünschen gemäß verhält, sprich danach, was man selbst gerade möchte.

Hüten Sie sich besser vor moralischen Urteilen, denn diese trüben nur ihr objektives Denkvermögen. Versuchen Sie, offen zu bleiben und mögliche Abweichungen von Ihrem Denken und Meinungsbild nicht sofort als „falsch“ oder „ verwerflich “ zu kategorisieren. Nun dürfen Sie allerdings nicht denken, dass es komplett falsch ist, Urteile zu fällen.

Beim Urteilen und Vergleichen kommt es vor allem darauf an, eine klare Grenze zwischen dem Bereich der moralischen Urteile und dem Bereich von Werturteilen zu ziehen.

Werturteile werden im Einklang mit bestimmten Eigenschaften getroffen. Dies sind solche, die für Sie selbst in Ihrem Leben wichtig sind, wie beispielsweise Ehrlichkeit. Über Werturteile reflektieren Sie Ihre persönlichen Einstellungen und Ansichten zum Leben. In beiden Fällen, bei Werturteilen und bei moralischen Urteilen, wird ein bestimmtes Muster deutlich: Das Verhalten von anderen Menschen wird benannt und eventuell getadelt.

Doch bei der gewaltfreien Kommunikation soll es darum gehen sich ehrlich zu begegnen ohne andere Menschen abzuwerten. Anstatt beispielsweise zu sagen: „Gewalt ist böse - Menschen, die diese anwenden sind schlecht.“, können Sie als Alternative versuchen zu sagen: „Ich habe Angst davor, Konflikte mit Gewalt zu lösen.“ oder „Ich lege Wert darauf, dass Konflikte ohne Gewalt gelöst werden“.

Sie lenken dabei den Fokus vom eventuellen Fehlverhalten anderer Personen ab und formulieren Ihre eigenen Vorstellungen und Wünsche ausgehend von sich selbst. Viele Menschen ziehen bei Urteilen ebenso Vergleiche zu sich selbst. Auch dies ist eine Art von Verurteilung. Oftmals stufen sich Menschen dabei allerdings ab und erachten sich selbst als besser.

Tun Sie so etwas nicht, denn dadurch schüren Sie nur Unwohlsein in sich selbst und oftmals entsteht daraus ebenso leichter Groll anderen Personen gegenüber.

Wenn Sie derart über andere Menschen denken werden Sie sie auch anders behandeln. Das kann dann unter Umständen bei der anderen Person für Unmut sorgen und somit Konflikte auslösen. Oft geht es bei Urteilen und Vergleichen darum, einer Person die Schuld für etwas zu geben. Bei einer Konfliktsituation gerät man daher sehr schnell in ein gedankliches „Urteilstheater“, wobei man gefühlt zwischen Vorwürfen, Schuld- und Schamgefühlen sowie Angst hin und her geschleudert wird.

Oftmals entstehen erst aus diesem „Urteilstheater“ heraus gewisse Äußerungen, die nicht zur Klärung eines Konfliktes oder eines Streitgespräches beitragen.

Achten Sie daher darauf, mit Ihren Aussagen keine „fertigen“ Urteile abzugeben. Geben Sie Ihrem Gegenüber lieber die Chance, eventuelle Reibungssituationen und Gründe zu erklären. Verwenden Sie dabei niemals eine anklagende Form der Rede!

Überprüfen Sie sich außerdem selbst. Sind Sie jemand, der gern versucht, Recht zu haben? Versuchen Sie sich einzugestehen, dass Sie sich auch irren dürfen.

Seien Sie stets aufrichtig

Wie Sie vielleicht aus den vorherigen Kapiteln bereits entnehmen konnten, ist es wichtig, sich offen gegenüber anderen Menschen zu zeigen. Wichtig ist hierbei Ihre Aufrichtigkeit. Keiner möchte in Gesellschaft von unehrlichen und unangenehmen Menschen sein. Sich aufrichtig zu zeigen, ist ein großer Schritt in Richtung der GFK.

Egal ob Sie sprechen, sich durch Gestikulieren ausdrücken oder eine gewisse (vielleicht sogar unbewusste) Körpersprache an den Tag legen, sie kommunizieren mit anderen Menschen. Dabei folgt alles einem Schema: Aussenden, Empfangen und Prüfen von Informationen. Vielleicht merken Sie nicht immer, dass Sie gewisse Signale aussenden, doch Ihr Gegenüber könnte diese dennoch empfangen und für sich auf seine Weise interpretieren.

Damit keine falschen Äußerungen bei der anderen Person ankommen, dürfen Sie daher nur das aussenden, was Sie auch wirklich mitteilen möchten. Um dies zu schaffen, müssen Sie sich darüber bewusstwerden, was, wie und vor allem aus welcher Haltung heraus etwas Bestimmtes kommuniziert werden soll.

Um dies zu erreichen, stehen Ihnen vier Elemente hilfegebend zur Seite: Beobachtung, Gefühl, Bedürfnis und Bitte. Am Anfang einer jeden Konfliktsituation steht eine Beobachtung. Beispiel: Ein wichtiger Artikel, um den Sie Ihren Kollegen gebeten haben, haben Sie trotz eines Tages Wartezeit noch immer nicht erhalten.

Die Beobachtung löst bei Ihnen ein Gefühl aus. In der Situation des Beispiels könnte dies Frust oder auch Enttäuschung sein. Bei einem negativen

Gefühl wird Ihr zuvor bereits geäußertes Bedürfnis noch weiter verstärkt. Am Schluss steht eine Bitte (im Beispiel an Ihren Kollegen). Befragen Sie sich nun selbst:

Wie genau würden Sie Ihrem Kollegen mitteilen, dass trotz eintägiger Wartezeit noch kein Artikel bei Ihnen angekommen ist? Falls Sie reagiert hätten, indem Sie etwas sagen wie „Auf Sie ist anscheinend kein Verlass!" oder „In dieser Hinsicht haben Sie mich im Stich gelassen!", dann sollten Sie Ihr eigenes Vorgehen vielleicht noch einmal überdenken.

Aufrichtig sein mag zwar bedeuten, dass man ehrlich mit anderen Menschen umgeht, jedoch gibt es einen kleinen, aber feinen Unterschied zwischen aufrichtig sein und aufrichtig das eigene Urteil anderen entgegen zu schleudern. Mit einer solchen Aussage versuchen Sie vor allem Ihrem Frust über die Situation freien Lauf zu lassen.

Doch auf diese Art und Weise wird ihr Standpunkt nicht ganz beim Gegenüber ankommen. Bei der anderen Person kommt lediglich der vorwurfsvolle Ton an.

Versuchen Sie daher, nicht einfach aus einer Kurzschlussreaktion heraus Ihr Urteil einer anderen Person mitzuteilen. Achten Sie vielmehr darauf, dass Sie so sprechen, dass Sie sicher sein können, dass der andere auch das versteht, was Sie mitteilen möchten.

Um eine solche Haltung und Fähigkeit entwickeln zu können, können Sie wieder auf die bereits genannten vier Elemente zurückgreifen. Achten Sie dabei aber darauf, diese Elemente nicht mit ähnlichen Faktoren zu verwechseln.

Im Fall der Beobachtung lässt sich diese beispielsweise sehr leicht mit der Interpretation verwechseln. Diese wäre im Beispiel die Aussage, dass Sie im Stich gelassen wurden bzw. dass auf die Person kein Verlass sei. Sie interpretieren die Beobachtung (hier das Fehlen des Artikels) aus Ihrem Standpunkt heraus und stellen sofort eine Meinung dazu auf.

Vielleicht gibt es aber auch eine ganz einfache Erklärung für das Verhalten Ihres Kollegen. Vielleicht gab es familiäre Probleme? Ein wichtiger Termin ist dazwischengeraten? All solche beeinflussenden Faktoren können Sie nicht wissen, wodurch Sie sich hüten sollten, sofort solche Urteile abzugeben. Natürlich sollten Sie dennoch darauf achten, dass eventuelle Begründungen für das Verhalten Ihres Kollegen auch wirklich vertretbar sind. Verständlicherweise würde niemand die Begründung „Ich musste zuhause Fenster putzen." oder aber „Ich war zu müde." akzeptieren.

Hüten Sie sich außerdem davor, Ihr Denken, welches aufgrund der Umstände angeregt wurde, mit Ihrem Gefühl zu verwechseln. Das Gefühl, welches bei Ihnen in dem Beispiel ausgelöst wird, ist wahrscheinlich zum größten Teil Frust, da Sie etwas aufgrund einer anderen Person nicht erledigen können. Machen Sie sich Ihr Gefühl in solchen Situationen bewusst und identifizieren Sie es als „Ihr" Gefühl. Denken Sie dabei nicht, dass dieses Gefühl auch bei anderen Menschen hervorgerufen wird.

Das Element der Bitte wird außerdem sehr leicht mit dem Element der Forderung verwechselt. Diese zwei Begriffe sind allerdings sehr unterschiedlich. Eine Bitte ist (eventuell) etwas Optionales. Sie bitten Menschen um etwas, dass sie für Sie tun sollen, doch stellen diesen dabei frei, wann und wie sie dieser Bitte nachkommen. Dies hat einen zwangloseren, wenn nicht sogar leicht freundlichen Charakter.

Eine Forderung hingegen ist etwas, das eine Ausführung verlangt. Natürlich lässt es sich nicht vermeiden, hin und wieder eine Forderung auszusprechen, da manchmal Dinge verrichtet werden müssen, die keine freiwillige Komponente aufweisen.

Vielleicht sollten Sie aber darüber nachdenken, wann eine von Ihnen gestellte Forderung auch als Bitte übermittelt werden kann. Dadurch schaffen Sie von Anfang an eine andere Vertrauensbasis zu der jeweiligen Person und vielleicht möchten Menschen auch lieber etwas für Sie tun, wenn Sie sie darum bitten, anstatt es ihnen zu „befehlen".

Achten Sie dabei dennoch immer auf den schmalen Grat, auf dem Sie sich beispielsweise als eine Führungsperson bewegen. In manchen Situationen müssen Forderungen nun einmal gestellt werden, doch auch dabei gilt immer: Der Ton macht die Musik.

Um nun solchen Verwechslungen am besten vorbeugen zu können, empfiehlt es sich, zunächst die Fakten zu benennen, ohne jegliche Interpretation. Treten Sie Ihren Mitmenschen so entgegen, dass Sie ihnen Vorwürfe machen, werden diese nur die Verurteilungen heraushören. Hand aufs Herz: Das möchte niemand über sich hören.

Anstatt Ihre eigene Interpretation sofort offen darzulegen, sollten Sie lieber versuchen, eine faire Basis zwischen den beteiligten Personen zu schaffen. Dies erreichen Sie zum einen dadurch, dass Sie die jeweilige Situation (auch gern aus Ihrer Sicht) beschreiben, ohne jegliche Wertung oder Kommentare. Dadurch weiß Ihr Gegenüber, woran er ist und wie Ihr Standpunkt auf die Situation aussieht.

Halten Sie sich bei solch einem Gespräch außerdem gern an diese einfache 4-Schritte-Checkliste:

(1) **Stellen Sie einen konkreten Bezug her.** (Wer? Was? Wann? ...)

(2) **Beschreiben Sie Fakten, die Sie durch Ihre Sinne wahrgenommen haben.** (Was haben Sie gesehen/ gespürt/ gehört/ was nicht gesehen ...?)

(3) **Bleiben Sie bei sich.** (Scheuen Sie Verallgemeinerungen. Statt „Sowas ist doch klar“ sollten Sie lieber „Mir ist klar, dass...“. Sagen Sie direkt, dass Sie etwas getan haben: „Ich habe gemerkt/ gesehen/ ...“)

(4) **Vermeiden Sie Kommentare, Kritik, Bewertungen oder Interpretationen.** (Konstruktive Kritik kann eventuell später im weiteren Verlauf des Gespräches angebracht werden, soweit dies die Umstände zulassen. Bleiben Sie sachlich und objektiv.)

(5) **Achten Sie auf die Anzahl Ihrer Worte, versuchen Sie sich kurz zu halten.** Reden Sie zu viel, laufen Sie Gefahr, dass Ihr Gegenüber Ihnen irgendwann nicht mehr zuhört. (Achten Sie dennoch darauf, dass Sie verständlich bleiben.)

Lassen Sie Ihrem Gegenüber immer die Chance, etwas auf Ihre Aussagen zu erwidern. Achten Sie darauf, dass die andere Person jeweils sagen könnte: „Nein, das war anders, und zwar…“.

Sie werden bald erkennen, dass es sehr zielführend sein kann, ein konstruktives Gespräch auf diese Art und Weise zu führen und sich dabei aufrichtig zu zeigen. Andere Menschen wissen dadurch schnell, wie sie mit Ihnen umgehen und erkennen Ihre aufrichtigen Absichten im Gespräch.

Die Macht der Gefühle

Gefühle begleiten uns Menschen in jeder Minute unseres Lebens und sind maßgeblich an den Handlungen und am Verhalten jedes Einzelnen beteiligt. Daher ist es wichtig, diesen beim Thema der GFK besondere Aufmerksamkeit zu schenken, da diese mitunter für Konflikte verantwortlich sind, diese aber auch genauso gut wieder lösen können.

Nichts muss Ihnen peinlich sein!

Kinder sprechen meist ziemlich offen über ihre eigenen Gefühle, denn für sie ist es wichtig, sich ihrem Empfinden gemäß auszudrücken. Bei Jugendlichen nimmt dieser Drang zur Mitteilung schon rapide ab. Gerade Erwachsene scheuen sich häufig davor, offen über ihre Gefühle zu sprechen, da sie Angst haben, dadurch im Ansehen anderer Menschen zu sinken.

Erschwerend kommt hinzu, dass viele Menschen gar nicht genau wissen, wie sie mit ihren eigenen Gefühlen umgehen sollen. Daher ist es nicht verwunderlich, dass die Mehrzahl nicht gern bzw. häufig über das eigene Gefühlsleben spricht.

Um aber Missverständnissen vorzubeugen, sich aufrichtig zu zeigen und in vollem Maße die Philosophie der GFK an den Tag legen zu können, ist es wichtig, sich über die eigenen Gefühle Gedanken zu machen. Versuchen Sie, sich selbst zu verstehen und mit Ihren Gefühlen reflektiert umzugehen.

Zunächst sollten Sie sich auf jeden Fall bewusst werden, dass Sie Gefühle von Gedanken unterscheiden können. Oftmals werden diese beiden Begriffe miteinander vermischt, woran der alltägliche Sprachgebrauch nicht ganz unschuldig ist.

Oft wird das Wort „fühlen“ in einem anderen Zusammenhang verwendet. „Ich habe irgendwie das Gefühl, dass etwas an diesem Angebot nicht stimmt.“ wäre dafür nur eines von vielen Beispielen. Bei solch einer Aussage sprechen Sie nicht wirklich über Ihr Gefühl, sondern eher über Ihren Eindruck von einem bestimmten Sachverhalt. Um nun solchen potenziellen Verwechslungen zukünftig aus dem Weg gehen zu können, sollten Sie die Redewendung „Ich habe das Gefühl, dass..." viel eher ersetzen durch beispielsweise „Ich glaube, dass..." oder „Ich denke, dass...".

Achten Sie auch gern bei Ihren Gesprächspartnern auf solche Redewendungen und überprüfen Sie, ob andere Menschen ebenfalls zu dieser Verwechslung tendieren. Allgemein können Sie daran erkennen, wann Gefühle nicht ganz klar ausgedrückt werden, wenn das Wort „fühlen" in Kombination mit folgenden Schlüsselwörtern auftritt:

(1) „dass", „ob", „wie" und „als" („Ich fühle mich wie...", „Ich habe das Gefühl, als ob...")

(2) Personalpronomen - ich, du, er/sie/es, wir, ihr, sie („Ich fühle, es ist verschwendete Zeit.", „Ich habe irgendwie das Gefühl, wir schaffen es nie rechtzeitig.")

(3) Namen oder Hauptwörter bezogen auf Menschen („Ich habe das untrügliche Gefühl, mein Freund betrügt mich.")

All diese Beispiele könnten auch ohne die Wörter „fühlen" bzw. „Gefühl ausgedrückt werden. Wenn Sie also solche Aussagen mit Redewendungen wie „Ich denke..." ersetzen können, handelt es sich immer um Gedanken, nicht um Gefühle.

Möchten Sie wirklich Ihre Gefühle zum Ausdruck bringen, ist es allerdings nicht zwingend notwendig, unbedingt den Begriff „fühlen" in Ihre Aussage einzubauen. Äußerungen wie „Ich fühle mich schläfrig." Können Sie genauso ausdrücken durch „Ich bin schläfrig.".

In der GFK wird daher strikt zwischen zwei Dingen unterschieden: Tatsächliche Aussagen über das Gefühlsleben und Wörtern, die beschreiben, wie ein Mensch denkt zu sein. Es besteht demnach ein Unterschied zwischen „Ich fühle mich als Beraterin unprofessionell." und „Ich fühle mich als Beraterin frustriert/ enttäuscht/ ... über mich selbst.". In erster Aussage wird darüber gesprochen, wie man denkt zu sein. In der anderen hingegen werden wirkliche Gefühle ausgedrückt.

Wichtig sei jedoch anzumerken, dass hinter der Aussage darüber, wie man denkt zu sein, dennoch die Einschätzung der eigenen Gefühle steht.

Das eben ausgeführte können Sie ebenso auf die Äußerungen über die Gefühle anderer Menschen beziehen. Unterscheiden Sie genau zwischen dem, was Sie denken, was andere Personen tun und dem, was wirkliche Gefühle beschreibt. Seien Sie sich also immer im Klaren darüber, ob Sie gerade direkt Ihre Gefühle beschreiben oder darüber reden, wie Sie denken, wie Sie sich fühlen.

Wenn Sie diesen Unterschied kennen und dementsprechend handeln, werden Sie von anderen Menschen viel leichter verstanden und können wiederum auch Ihre Mitmenschen besser einschätzen.

Was genau fühlen Sie da?

Wie im vorherigen Kapitel bereits angemerkt wurde, ist es wichtig, sich eigene Gefühle bewusst zu machen und natürlich auch zu verstehen. Dies trägt zu einer stabilen Grundlage für die GFK bei. Aber warum genau scheuen sich viele Menschen, tatsächlich über ihre wirklichen Gefühle zu reden?

Ein Grund kann beispielsweise sein, dass unpassende Gefühle in einem unangebrachten Moment entstehen. Um diesen nicht ganz unkontrolliert ausgeliefert zu sein, werden diese oftmals verschwiegen. Andernfalls kann es zu unschönen Situationen kommen. Eine weitere Möglichkeit ist schlichtweg die eigene Unwissenheit. Manche Menschen wissen einfach nicht ganz, was sie tatsächlich fühlen. Dementsprechend sind sie auch nicht in der Lage, sich darüber zu äußern.

Eng damit zusammenhängend ist das Unverständnis den eigenen Gefühlen gegenüber. Wenn man vielleicht weiß, was man fühlt, so verstehen viele Leute dies dennoch nicht. Ihr eigenes Gefühlsleben ist ihnen ein Rätsel, was ebenfalls ein Hindernis ist, um darüber zu sprechen.

Andere Menschen verschließen sich aber auch tatsächlich gegenüber Gefühlsäußerungen, weil sie damit schlechte Erfahrungen gesammelt haben. Bekommt man beispielsweise recht häufig zu hören, dass man für das Gefühlsleben anderer Menschen verantwortlich sei, so ist es nachvollziehbar, dass man irgendwann nicht mehr über die eigenen Gefühle sprechen möchte. Andererseits kann man sich dem auch verschließen, wenn man schlechte Erfahrung mit der Reaktion anderer Menschen auf die eigenen Gefühlsäußerungen gemacht hat.

Auch kann die Erziehung mancher Menschen ein Hinderungsgrund sein, um über Gefühle zu reden. Einigen Personen wurde beigebracht, dass es unhöflich sei bzw. „sich nicht gehört" über Gefühle zu reden. Ist man solch ein Verhalten gewöhnt, muss man dieses Schema zunächst überwinden und etwaige Hemmungen fallen lassen. Natürlich gibt es noch unzählige weitere Gründe, warum vor allem erwachsene Menschen nicht häufig über eigene Gefühle sprechen, doch sollen diese Aufzählungen zum jetzigen Zeitpunkt genügen.

Dabei sind Gefühle etwas sehr Wichtiges und Träger wertvoller Informationen. Sie sind permanent vorhanden, auch wenn das vielleicht nicht immer klar ist. Sie wechseln schnell und sind meist nicht von sehr langer Dauer. Forschungen ergaben, dass Gefühle ungefähr nach nur 40 Sekunden wechseln (ausgenommen davon ist die Trauer).

Aber wie genau entstehen Gefühle überhaupt?

Am Anfang steht die Wahrnehmung eines bestimmten Sachverhaltes. Dies kann eine Person, ein Gegenstand oder eine Situation sein. Die Wahrnehmung stellt gewissermaßen den Grundauslöser von Gefühlen dar.

Nach der Wahrnehmung kommt es in Ihrem Inneren zu einer Wertung. Diese ist individuell abhängig von der jeweiligen Person und findet in Sekundenschnelle unterbewusst statt.

Sie ist entweder von positiver oder von negativer Natur. Auf die Wertung folgt das Feld der Bedürfnisse. Diese können erfüllt oder nicht erfüllt werden. Aus dem jeweiligen Ergebnis dieser Erfüllung ergibt sich das jeweilige Gefühl. Wurde das Bedürfnis erfüllt, stellt sich ein positives Gefühl ein (beispielsweise Freude, Erstaunen, ...). Wurde dies allerdings nicht erfüllt, so hat dies negative Gefühle (Frust, Trauer, ...).

Verstehen Sie erst einmal, wie es überhaupt zur Entstehung von Gefühlen kommt, so werden Sie diese auch viel besser deuten und mit ihnen umgehen können. Sind Sie zu so etwas in der Lage, können außerdem Ihre Mitmenschen davon profitieren, indem Sie ihnen Ihr Wissen mitteilen. Sprechen Sie also nicht Ihre Gedanken, sondern Ihre Gefühle aus, denn dies beeinflusst den Gesprächsverlauf. Ihr Gegenüber weiß dadurch eher, woran er oder sie ist und wird dementsprechend besser auf Ihre Äußerung reagieren können.

Achten Sie beim Benennen Ihrer Gefühle allerdings darauf, die Verantwortung für diese bei Ihnen selbst zu lassen.

Dies erzeugt mehr Nähe und Vertrauen bei Ihrem Gesprächspartner und zeigt diesem, dass auch Sie nur ein Mensch sind.

Zeigen Sie dabei keine Scheu, Sie müssen nicht ängstlich sein, wenn Sie über Ihre Gefühle sprechen. Befragen Sie sich vorher einfach immer selbst noch einmal: Möchten Sie Ihre Gedanken oder Ihre Gefühle äußern. Fällt Ihre Wahl auf die erste Antwort, sollten Sie versuchen, Ihre Äußerung auf Ihr Gefühl umzuformulieren.

Natürlich kann ein gut geäußertes Gefühl dennoch falsch von Ihrem Gesprächspartner interpretiert werden. Meist werden klar benannte Gefühle dennoch als eine Art Schuldzuweisung verstanden. Bleiben Sie in solch einem Fall dennoch gelassen, denn oftmals geschieht dies aufgrund der Vorerfahrungen Ihres Gegenübers. Der einfachste Weg ist eine weitere Erklärung bzw. eine Richtigstellung Ihrer Aussage, sodass Ihr Gesprächspartner Ihre Absicht hinter der Äußerung erkennt.

Natürlich kann so etwas auch Ihnen selbst widerfahren. Wie Sie das hören, was Ihr Gegenüber auch sagen möchte und dessen Absicht verstehen, erfahren Sie im Kapitel „Die Kunst des empathischen Zuhörens".

Wenn Sie etwas geübter darin sind, Ihre Gefühle präzise zu benennen, so dürfen Sie dennoch nicht in folgende Falle tappen: Zu viele Gefühle ansprechen. Auch wenn es für Sie womöglich noch übersichtlich und klar erscheinen mag, so kann es dennoch sein, dass Ihr Gegenüber nicht all Ihre benannten Gefühle wahrnimmt. Als ungeübter Zuhörer kann Ihr Gesprächspartner auch dabei schnell eine gewisse Kritik heraushören, die Sie eigentlich nicht beabsichtigt hatten. Andernfalls können Sie die andere Person auch schlichtweg überfordern, wenn Sie über zu viele Gefühle gleichzeitig reden. Ihr Gegenüber weiß dann nicht, was genau Sie nun wirklich beschäftigt, was relevant ist und was nicht.

Äußern Sie daher nur das Gefühl, was Sie im jeweiligen Moment als am intensivsten erachten. Dies ist das wichtigste und sollte daher in allen Fällen angesprochen werden. Sollten Sie mehrere Gefühle als gleichwertig erachten, so sollten Sie dennoch nicht alle ansprechen. Lösen Sie diese Zwickmühle lieber durch Formulierungen wie „Das löste eine Menge Gefühle in mir aus.“.

Ehe Sie mit anderen Menschen ins Gespräch über Ihre Gefühle gehen, können Sie gewissermaßen allein üben. Dies können Sie natürlich ebenso tun, wenn Sie sich einfach auf etwaige Gespräche dieser Art vorbereiten möchten. Machen Sie sich zunächst Ihre Gefühle zu einem bestimmten Sachverhalt bewusst und achten Sie darauf, nicht Ihre Gedanken hinzuzuziehen. Versuchen Sie dann, diese erkannten Gefühle bewusst zu benennen. Sie werden bald feststellen:

Gefühle direkt auszudrücken ist viel einfacher, als man vielleicht annehmen möchte.

Der fatale Fehler

Sie haben nun gelernt, wie wichtig es ist, die eigenen Gefühle, statt die Gedanken zu benennen und wie dies den Gesprächsverlauf fördern kann. Doch leider hat diese ganze Sache einen Haken, von dem alles abhängig sein kann. Vielleicht kommt Ihnen dieser Fehler bzw. Haken bekannt vor: Das Unterdrücken von Gefühlen. Wenn man nicht genau spürt, was man fühlt, da dieses Gefühl sofort unterdrückt wird, ist es logisch, dass kein konkreter Austausch über Gefühle stattfinden kann.

Doch warum unterdrücken einige Menschen überhaupt Ihre Emotionen? Die Antwort auf diese Frage kann sehr vielschichtig sein.

Wie auch bei der Gefühlsäußerung generell, kann eine Unterdrückung von Emotionen die Ursache in der Erziehung haben. Manche Menschen lernen es einfach nicht anders und werden von Kindesbeinen trainiert ihre Gefühle nicht zuzulassen. In einigen Fällen wird auf Gefühlsausbrüche teils mit Strafen reagiert, wodurch sogar eine Art „Angst" vor dem eigenen Empfinden geschürt werden kann. Klar ist: Durch solch ein Verhalten wird die Auffassung erzeugt, dass das Zeigen von Gefühlen etwas Schlechtes sei.

Andernfalls kann das Unterdrücken von Gefühlen auch auf Erfahrungswerten beruhen. Stellt ein Mensch fest, dass er augenscheinlich leichter durchs Leben kommt, wenn er seine Emotionen nicht zulässt, wird er dies auch weiterhin tun. Oftmals sind Unverständnis, Scham oder sogar Angst der Grund für ein solches Verhalten.

Eng mit der Angst verknüpft ist die Auffassung von Gefühlen als Schwäche. Auch dies kann von der Erziehung abhängig sein. Meist werden Emotionen nämlich eher als ein Fehlen von Stärke angesehen, was viele Menschen nicht offen zeigen möchten. Leider herrscht in zahlreichen Köpfen der Irrglaube, dass man allein durch das Vorhandensein von Stärke Sicherheit erlangen und Vertrauen bei anderen Menschen aufbauen kann.

Dabei übersehen die meisten Menschen, dass auch sogenannte „schwache" Gefühle, wie beispielsweise Angst, ein Ausdruck von Stärke sein können bzw. dass man gleichzeitig stark sein kann, übersehen leider die meisten Menschen. Der Großteil der Personen, die Ihre Emotionen unterdrücken, tut dies durch Ablenkung bzw. „Betäubung". Das Ziel dahinter ist immer dasselbe: Bloß kein Kontakt zu Gefühlen!

In der heutigen medialen Welt ist dies sogar recht einfach. Kaum kommt man von der Arbeit nach Hause, wird der Fernseher eingeschaltet, das Smartphone ist wahlweise gleichzeitig in Benutzung oder es wird bereits das erste Glas Wein eingeschenkt. Ablenkung lässt sich in vielfältiger Weise durchführen.

Selbst das unbewusste Berieseln durch die Geräusche des Fernsehers und dergleichen lenkt das Bewusstsein ab und führt fort von dem, was eigentlich wirklich in Ihnen stattfindet. Zwar mag vielleicht ein Glas Wein oder ein Bier zum Feierabend nicht unbedingt als Frevel erscheinen, aber Drogen (wie auch Alkohol eine ist) verändern Ihre Wahrnehmung, egal in welcher Dosis sie diese einnehmen. Natürlich lässt es sich irgendwann nicht mehr vermeiden, dass die Gefühle unterdrückt werden und so kochen diese ab und zu hoch.

Ausgelöst durch Stress oder einen Streit, kann manchmal selbst ein sehr beherrschter Mensch seine Emotionen nicht mehr im Zaum halten. Allerdings geht es danach meist nicht weiter und zu mehr Gefühlsäußerungen kommt es nicht.

Vielleicht mag es bequem erscheinen, seine Gefühle dauerhaft zu unterdrücken. Doch kann dies fatale Folgen nach sich ziehen.

Oftmals wird sogar das Unterdrücken eigener Emotionen im Zusammenhang mit Begriffen wie Burnout, Depression oder anderen psychischen Erkrankungen erwähnt. Fakt ist, dass es nicht gesund sein kann, die Gefühle zu unterdrücken. Wer manche Gefühle nicht mehr in sich tragen möchte, sollte daher versuchen, sie zu ergründen, anstatt sie zu unterdrücken.

Sie wissen, dass Sie sich in einer gewissen Hinsicht merkwürdig bzw. komisch fühlen, doch durch die jahrelange Unterdrücken Ihrer Gefühle wissen Sie nicht mehr, wie Sie nun am besten damit umgehen sollten. Viele Menschen greifen dann zu Ausweichoptionen: Sie stürzen sich in Arbeit, konsumieren zu viel Essen oder Drogen oder lenken sich permanent ab durch Unterhaltung.

So müssen Sie sich nicht mehr mit Ihren Emotionen auseinandersetzen und diese verschwinden dann auch nach einiger Zeit. Allerdings müssen Sie diesen Zustand dann dauerhaft aufrechterhalten und so kann sich aus dem harmlos erscheinenden Ablenkungsverhalten bald eine Sucht entwickeln. Sie werden süchtig nach etwas Bestimmtem, da dieses sie davon abhält, sich mit Ihren Gefühlen zu beschäftigen bzw. überhaupt etwas Klares zu fühlen.

Doch neben potenziellem Suchtverhalten zieht das Unterdrücken von Emotionen noch weitere Folgen nach sich: Viele Menschen fühlen sich träge, müde oder erschöpft und wirken teilweise etwas abwesend. Dies zeichnet sich vor allem dadurch ab, dass sie Probleme damit haben, bestimmten Situationen ihre volle Aufmerksamkeit zu schenken. Bei manchen Personen macht sich dies auch bemerkbar, indem sie ein wenig abgekapselt wirken.

Auch gedankliche Blockaden oder das Fehlen von einem gesunden Grad an Selbstwertgefühl können Indizien für das Unterdrücken von Emotionen sein. Menschen, auf die dies zutrifft, gehen Konflikten meist aus dem Weg oder „fressen" all ihre Probleme in sich selbst hinein, nur um nicht mit jemandem darüber sprechen zu müssen.

Auch kann das Unterdrücken von Gefühlen zu Stress und innerer Unruhe führen, da tiefe Entspannung vermieden werden muss, um die Gefühle weiterhin unter Verschluss halten zu können. Auch kann es passieren, dass manche solcher Menschen nicht in der Lage sind, längere Beziehungen zu führen, denn dabei muss man schließlich Gefühle zulassen.

Was logisch erscheinen dürfte, ist vor allem die Folge, dass man nicht mehr in der Lage ist, die eigenen Gefühle zu erkennen, zu verstehen und diese zu beschreiben. Ein Gespräch, wie es in den vorherigen Kapiteln aufgeführt wurde, wäre demnach so niemals möglich.

Für die GFK stellt daher das Unterdrücken von Gefühlen ein großes Hindernis dar, da sie so nicht offen und aufrichtig mit anderen Menschen kommunizieren können.

Sollten Sie vielleicht nun feststellen, dass einige der hier aufgezählten Dinge auch auf sie zutreffen, so sollten Sie versuchen, sich bewusst zu machen, warum genau sie Ihre Gefühle unterdrücken. Springen Sie über Ihren Schatten und berichten Sie einer vertrauten Person davon, wie es in Ihrem Inneren aussieht. Sie werden sehen, dass dies doch leichter ist, als Sie vielleicht glauben.

Wenn Sie hingegen zu den Menschen zählen, die nicht ihre Emotionen unterdrücken, dann verschafft Ihnen dies einen enormen Vorteil beim Erlernen und Anwenden der GFK. Halten Sie jedoch Ausschau nach Menschen in Ihrem Umfeld, die möglicherweise Ihre Gefühle unterdrücken könnten. Beobachten Sie diese und versuchen Sie in Gesprächen Hinweise darauf zu sammeln, ob Ihr Verdacht tatsächlich wahr ist.

Wie Sie nun wissen, ist niemandem geholfen, wenn ein Mensch seine Gefühle unterdrückt. Versuchen Sie daher, der anderen betroffenen Person mit Ihrem Wissen und Einfühlungsvermögen zu helfen. Immerhin trägt es zu einem besseren Gesamtklima bei, wenn alle beteiligten Menschen in der Lage sind, über Gefühle zu sprechen.

Nur so ist wirklich eine hundertprozentige GFK innerhalb einer bestimmten Gruppe von Personen möglich. Natürlich sei hier auch anzumerken, dass es einen wichtigen Unterschied zwischen „Gefühle unterdrücken" und „Gefühle nicht aussprechen" gibt! Nicht immer unterdrückt jemand seine Emotionen, nur weil er nicht sofort offen darüber spricht, was in ihm vorgeht.

Durch das soziale Zusammenleben und gewisse „Rangordnungen" (vor allem im Berufsleben) ist man immerhin manchmal gezwungen, die Situation dahingehend abzuschätzen, ob es richtig wäre, über die eigenen Gefühle zu sprechen. Denn manchmal kann das Aussprechen von Emotionen Menschen auseinander- anstatt zusammenführen. Wägen Sie daher vorher ab, ob es zu diesem Zeitpunkt angebracht ist, seine Gefühle zu äußern oder ob Sie dies lieber auf einen späteren Zeitpunkt verschieben sollten.

Achten Sie auf Ihre Gefühle

Bei all dem Hören auf die eigenen Emotionen und das Verstehen und Ergründen des Gefühlslebens sollten Sie allerdings eines nicht vergessen: Jeder muss Jeden ernst nehmen. Wie oft passiert es, dass andere Menschen die Gefühle einer anderen Person nicht ernst genug nehmen, obwohl die jeweilige Emotion offen beschrieben und vielleicht sogar teilweise begründet wurde.

„Ich sehe es nicht ein, dass dieses Ereignis Sie derart aus der Bahn wirft.". Vielleicht haben Sie schon mal in einer ähnlichen Situation gesteckt: Irgendetwas hat Sie emotional aufgewühlt (Sie sind ängstlich, traurig, erschrocken, ...), doch eine andere Person tut dies als nebensächlich ab.

Vielleicht haben Sie in einer bestimmten Situation tatsächlich überreagiert, sodass Ihre Gefühle anderen beteiligten Menschen ein wenig absurd erscheinen, doch das waren nun einmal Ihre wahren Emotionen.

Menschen vergessen leicht, dass ein und dieselbe Situation völlig unterschiedlich auf die betroffenen Personen wirkt. Dies ist oftmals auch eine Sache der Erfahrungen und Gewohnheiten. Doch genau dieser Sachverhalt kann Konflikte bzw. Reibereien verursachen, da die betreffende Person sich in Ihrem Empfinden nicht ernst genommen fühlt.

Natürlich heißt dies nun nicht, dass alle Menschen immer einer Meinung bezüglich Emotionen sein müssen, doch sollten Sie stets versuchen, die Sichtweise der anderen zu respektieren. Vielleicht hat die andere Person schlechte Vorerfahrungen gemacht und hat sich deshalb etwas mehr erschrocken als alle anderen? Sie können nicht wissen, was alles im Leben Ihrer Mitmenschen vorgeht und wie diese durch manche Ereignisse beeinflusst werden.

Daher gilt: Nehmen Sie alle Gefühle (darunter natürlich auch Ihre eigenen) immer ernst! Schließlich haben alle Emotionen ihren Sinn. Es gibt keine grundlosen Empfindungen. Wenn Sie merken sollten, dass jemand die Gefühle einer anderen Person nicht ernst nimmt, diese vielleicht sogar verhöhnt, sollten Sie eingreifen.

Legen Sie offen dar, dass jede Empfindung wichtig ist und dass Menschen nun einmal unterschiedlich sind.

Schlimm wäre es, wenn dies nicht der Fall wäre! Wenn Sie sich für einen anderen Menschen einsetzen, werden Sie außerdem Vertrauen und vielleicht höheres Ansehen erlangen. Ein gutes Klima und ein Umgang auf Augenhöhe innerhalb einer Gruppe von Menschen tragen immer zur GFK bei!

Machen Sie daher sich selbst und Ihren Mitmenschen klar, dass alle Gefühle (egal von welcher Person diese ausgehen) ihren Sinn haben. Lassen Sie sich nicht dazu verleiten, moralische Urteile über die Gefühle Anderer abzugeben. Schließlich möchten Sie ebenfalls nicht, dass dies jemand bei

Ihnen macht. Eng mit den Gefühlen verknüpft sind die Bedürfnisse, denn diese stellen die Grundlage für Emotionen dar.

Diese sind an sich aber nicht direkt spürbar, da der Mensch dafür mit den Gefühlen ausgestattet wurde. Ein gewisses Bedürfnis stellt sich entweder ein oder nicht. Je nachdem resultieren daraus die entsprechenden Gefühle. Erkennen Sie nun, dass alle Menschen, egal ob Vorgesetzter, Mitarbeiter, Schüler, Mann, Frau oder Kind, die gleichen Bedürfnisse haben. Der Wissenschaftler Prof. Manfred Max-Neef fand in seinen Forschungen heraus, dass der Mensch nur neun Grundbedürfnisse besitzt.

Auch der Begründer der GFK, Marshall B. Rosenberg, konnte auf ein ähnliches Ergebnis kommen.

Außerdem gibt es zu jedem der Grundbedürfnisse Variationen, die Ihnen helfen, diese jeweils besser zu erkennen.

(1) **Selbsterhalt** (Variation: Schutz und Sicherheit)

(2) **Verständnis** (Variation: Empathie und Einfühlung)

(3) **Sinnhaftigkeit** (Variation: Identität und Selbstverwirklichung)

(4) **Liebe** (Variation: Zuwendung, Nähe und Kontakt)

(5) **Zugehörigkeit** (Variation: Beteiligung und Miteinander)

(6) **Aufrichtigkeit** (Variation: Offenheit und Authentizität)

(7) **Freiheit** (Variation: Selbstbestimmung und Mitbestimmung)

(8) **Kreativität** (Variation: Spiel, Ruhe und Muße)

(9) **Feiern** (Variation: Lebensübergänge zelebrieren, Trauern)

In dem Wissen, dass jeder Mensch diese Grundbedürfnisse in sich trägt, wird es Ihnen vielleicht noch ein wenig leichter fallen, die Empfindungen andere Personen ernst zu nehmen und diese auch verstehen zu wollen. Um dies auch an andere Menschen herantragen zu können, können Sie daher gern zusätzlich über Ihre Bedürfnisse sprechen.

Wie es allerdings beim Sprechen über Gefühle eine Verwechslungsgefahr mit Gedanken gab, existiert auch hier eine potentielle Falle. Einige Menschen machen den Fehler und äußern sich über Handlungsstrategien statt über ihre Bedürfnisse. Ebenso wie Gefühle sind Bedürfnisse ausschlaggebend für das menschliche Handeln.

Das Bestreben, die jeweiligen Bedürfnisse zu erfüllen, ist ein ganz normaler Vorgang, der in jedem Einzelnen von statten geht.

Dabei stehen jedoch nicht nur die eigenen Bedürfnisse im Vordergrund. Kein Mensch ist von Natur aus egoistisch. Neben dem Erfüllen der Bedürfnisse für sich selbst, ist das menschliche Individuum auch danach bestrebt, die Bedürfnisse seiner Mitmenschen weitestgehend zu erfüllen.

An dieses Bestreben sind alle Handlungen geknüpft. Allerdings sind sich viele Menschen nicht darüber im Klaren, dass es einen Unterschied zwischen Bedürfnissen und Handlungsstrategien gibt. Ähnlich wie mit Bitte und Forderung kommt es darauf an, was genau Sie äußern.

Bedürfnisse sind etwas, die in jedem Menschen vorhanden sind, Strategien jedoch nicht. Daher rührt auch der Unterschied, den es im Umgang mit Menschen gibt. Strategien sind meist nicht darauf ausgelegt, auch etwas für die Mitmenschen zu tun, sondern nur für die eigenen Person.

Machen Sie daher nicht den Fehler und sprechen Ihre Handlungsstrategien aus. Reden Sie über Ihre Bedürfnisse. Wenn Sie dies nämlich tun, haben Sie weitaus bessere Chancen, bei anderen Menschen Gehör zu finden. Dadurch werden Sie nämlich in den Augen anderer Personen menschlicher und es kann leichter eine gewisse Vertrauensbasis aufgebaut werden.

Außerdem werden andere Menschen dann viel besser Ihre Absichten erkennen und dementsprechend auf Sie reagieren können. Als Resultat darauf kann sogar die Kooperationsbereitschaft Ihres Gegenübers gefördert und eventuell verbessert werden. Reden Sie sofort über Bedürfnisse und lassen die Strategien außen vor, so steigen auch die Aussichten auf eine Erfüllung Ihrer geäußerten Bedürfnisse. Schließlich lassen Sie durch solche Aussagen offen, durch welche Strategie Ihr jeweiliges Bedürfnis erfüllt werden kann bzw. soll.

Es entstehen mehr Möglichkeiten, dies tatsächlich durchzuführen, wodurch natürlich eine höhere Chance auf eine Erfüllung entsteht.

Wenn Sie nun dieses Wissen über Bedürfnisse und die Gleichstellung und Wichtigkeit aller Gefühle stets im Hinterkopf behalten, wird es Ihnen viel leichter fallen, in Gesprächen auf Ihr Gegenüber einzugehen. Sie werden Ihre Mitmenschen außerdem viel besser verstehen können.

Empathie und Einfühlungsvermögen

Tatsächlich gibt es kaum einen wichtigeren Bestandteil der GFK als die Empathie. Sie ist sozusagen das A und O dieser und damit nahezu unverzichtbar. Lesen Sie in den folgenden Kapiteln, wie Sie Ihre eigene Empathie sensibilisieren und noch effektiver anwenden können. Haben Sie dabei keine Scheu, denn jeder Mensch besitzt Empathie.

Ein unsichtbarer Helfer

Empathie begleitet den Menschen ein Leben lang, auch wenn diese vielleicht nicht immer sichtbar ist. Im Kindesalter ist diese meist noch nicht stark ausgeprägt, da sich in diesem Zeitraum das Denken noch stark auf die eigene Person fokussiert. Je älter ein Mensch allerdings wird, desto mehr richtet sich auch der Blick nach außen und damit auf andere Personen.

Doch was genau versteht man unter Empathie? Sie ist die Fähigkeit die unser Miteinander maßgeblich bestimmt, die Fähigkeit sich in andere Menschen hineinversetzen zu können. Es ist die Bereitschaft, die Gefühle, Empfindungen, Gedanken und Eigenschaften einer Person zu erkennen und diese verstehen zu wollen. Dazu gehört natürlich auch, dass man als empathischer Mensch in der Lage ist, auf Andere angemessen zu reagieren beispielsweise in Form von Mitgefühl oder Hilfsbereitschaft. Die Empathie richtet sich daher immer nach außen auf die Mitmenschen.

Die Grundvoraussetzung für Empathie ist jedoch die Selbstwahrnehmung. Je mehr sich ein Mensch mit seinen Gefühlen beschäftigt und diese auch zeigt, desto höher ist vermutlich auch die Empathie. Dabei muss die Kommunikation über Emotionen nicht immer auf verbalem Weg stattfinden.

Auch nonverbale Anzeichen können einem Menschen signalisieren, was in dem anderen gerade vorgehen könnte. Wenn Sie beispielsweise einen Menschen weinen sehen, wissen Sie sofort, dass dieser traurig oder aufgewühlt ist.

Dies ist eine sehr einfache Form der Empathie, da das Beispiel Weinen bereits von Kindesbeinen an als ein Zeichen von Trauer, Verwirrtheit, etc. erlernt wird. Andere Emotionen können manchmal nicht auf solch einfachem Weg erkannt werden.

Aber was genau haben Sie persönlich nun von der Empathie?
Die wohl wichtigste Antwort auf diese Frage ist sicherlich: Eine viel bessere Ausführungsmöglichkeit der gewaltfreien Kommunikation. Nur wer einfühlsam kommunizieren kann, ist auch wirklich in der Lage, einwandfrei die GFK durchzuführen.

Wenn Sie sich in Gesprächen empathisch verhalten, wird der Redefluss viel besser sein. Das bedeutet, dass Sie dem anderen so zuhören, dass seine Gefühle bei Ihnen ankommen und darüber nachdenken, was wohl im Inneren Ihres Gegenübers vorgehen mag.

Vielleicht kennen Sie es, wenn ein Gespräch langsam, aber sicher zum Stocken kommt und es immer zäher wird, voran zu kommen. Dann herrscht irgendeine gewisse Spannung zwischen den beteiligten Personen. Durch Empathie kann solch einer Situation allerdings vorgebeugt werden. Das empathische Hören ist ein sehr wichtiger Bestandteil der Empathie und für die GFK nahezu unerlässlich. Empathisches Hören kann deeskalierend wirken und Sie dazu bewegen, Ihren Groll bzw. Ihr Feindbild (eventuell auch die Angst) einer anderen Person gegenüber abzumildern.

Denn je mehr Sie der anderen Person zuhören, desto mehr haben Sie die Gelegenheit, sich in diese hinzuversetzen, deren Standpunkt zu verstehen und Ihre (vielleicht auch spontan) hochgekochten Gefühle wieder etwas zu beruhigen.

Außerdem können Sie durch empathisches Zuhören eventuellen Missverständnissen vorbeugen. Dadurch können Sie klären, ob Sie vielleicht an einem bestimmten Punkt etwas nicht ganz oder auch falsch verstanden haben. Im Zweifelsfall können Sie auch noch einmal nachfragen.

Davor brauchen Sie sich nicht zu scheuen, denn selbst, wenn Sie mit Ihrer Auffassung des Gesagten falsch liegen, wird Ihr Gegenüber Sie einfach verbessern und dies richtigstellen. Eng mit dem Verstehen des anderen Menschen hängt das Erkennen der Bedürfnisse zusammen. Durch das aktive empathische Zuhören wird Ihnen um einiges schneller klar, nach welchen Bedürfnissen Ihr Gesprächspartner strebt, was Ihnen einen enormen Vorteil für die GFK verschafft.

Wenn Sie wissen, was die andere Person erfüllt haben möchte (also dessen Bedürfnisse) können Sie viel schneller im Gespräch voran kommen und eine Lösung finden, die für alle Beteiligten positiv ausfällt.

Menschen werden bemerken, wenn Sie Ihnen aufmerksam und empathisch zuhören. Sie wirken dadurch offener und freundlicher, erhalten den Status einer Vertrauensperson. Außerdem steigt so auch die Chance, dass andere Menschen Ihnen ebenfalls empathisch begegnen. Sie tun damit also nicht nur etwas für Andere, sondern auch für sich selbst.

Wer empathisch hört, versucht nicht sofort, den Fokus auf das eigentliche Problem zu legen. Viel eher richtet sich Ihr Blick zunächst auf die Qualität der Beziehungsverbindung. In welchem Verhältnis stehen Sie zu Ihrem Gesprächspartner? Möglicherweise müssen Sie erst in diesem Bereich arbeiten, um danach zur eigentlichen Problemlösung übergehen zu können.

Sie werden sehen, dass die Lösung des Konflikts auf dieser Grundlage viel einfacher und schneller durchgeführt werden kann. Auch werden Sie Menschen in Gesprächen ganz anders begegnen und diese wahrnehmen.

Die Kunst des empathischen Zuhörens

Im vorherigen Kapitel konnten Sie bereits nachlesen, welche Vorteile Ihnen die Empathie bzw. speziell das empathische Hören einbringt. Doch was genau ist das überhaupt und wie können Sie diese Fähigkeit anwenden? In Gesprächen wird meist viel geäußert: Gedanken, Wünsche, Erwartungen, Emotionen, Bedürfnisse und vieles mehr.

Bei einer solchen Flut an Informationen kann es verständlicherweise vorkommen, dass gewisse Botschaften nicht so beim Empfänger ankommen, wie sie eigentlich gemeint waren. Gerade hier kann das empathische Hören hilfreich sein. Dadurch erhöhen Sie Ihre Chancen erheblich, das Wesentliche dieser Informationen zu verstehen.

Vorher allerdings ein kleiner Exkurs, denn hören ist nicht gleich hören! Stellen Sie sich vor, Sie befinden Sich in einem hitzigen Gespräch. Nach einigem Hin und Her scheint es, als befänden Sie sich langsam in einer Sackgasse mit Ihrem Gesprächspartner. Dann sagt dieser erzürnt: „Das hier nützt doch nichts! Sie hören doch sowieso nie zu!".

Auf diese Aussage können sie nun durch vier verschiedene Möglichkeiten des Hörens reagieren:

I. Schuldige Ohren nach außen

Wenn Sie in dieser Art und Weise auf die Aussage hören, so tragen Sie die Schuld gewissermaßen nach außen. Sie geben diese dem anderen. Vielleicht würden Sie sich rechtfertigen, indem Sie behaupten, dass Ihr Gegenüber einfach nicht ordentlich mit Ihnen redet oder ähnliches. Dabei schwingt die Botschaft mit, dass Sie bereits ahnten, dass sich Ihr Gesprächspartner auf Ihre Kosten versucht durchzusetzen.

Diese Art schürt Ärger und Groll dem anderen gegenüber, da Sie diesen für Ihre eigenen Gefühle verantwortlich machen.

II. Schuldige Ohren nach innen

Bei dieser Möglichkeit findet das genaue Gegenteil zu „Schuldige Ohren nach außen" statt. Hier geben Sie sich selbst die Schuld und nehmen die getätigte Aussage Ihres Gesprächspartners persönlich.

Innerlich stimmen Sie dem zu und versuchen Begründungen dafür zu finden. Vielleicht denken Sie sich nun, dass Sie tatsächlich etwas unkonzentriert seien oder ähnliches. Menschen, die generell ein eher negatives Selbstbild oder geringes Selbstbewusstsein haben, nehmen solche Aussagen besonders gern mit den schuldigen Ohren nach innen wahr.

Daraus entstehen oftmals Schuldgefühle und Scham die irgendwann zu Depressionen führen können, findet man keinen Ausweg aus diesen Denkweisen.

III. Verständige Ohren nach außen

Diese Möglichkeit des Hörens ist das, was man als empathisches Hören bezeichnen kann. Anders als bei den beiden vorherigen Art und Weisen richten Sie hierbei Ihre Aufmerksamkeit vor allem auf die transportierten Gefühle und Bedürfnisse, anstatt nur auf die gesprochenen Worte zu achten. Versuchen Sie, die Emotionen Ihres Gegenübers anzusprechen. Äußern Sie beispielsweise Vermutungen wie :„Sind Sie nun genervt, weil Sie die Bestätigung benötigen, dass Ihre Sicht der Dinge ernst genommen wird?“ oder „Brauchen Sie vielleicht Gewissheit, dass wir wenigstens irgendwie vorankommen?“.

Stellen Sie dabei aber keine Tatsachen auf, sondern interpretieren Sie die Aussagen und das Verhalten Ihres Gegenübers und stellen darüber Behauptungen auf. Wenn Sie dies durch Fragen formulieren, geben Sie Ihrem Gesprächspartner immer die Möglichkeit, eventuell falsche Auffassungen richtig zu stellen.

Sie müssen dabei nicht immer richtig liegen. Wichtig ist nur, dass Sie sich danach sicher sein können, dass Sie alle Äußerungen der anderen Person klar verstanden haben. Dadurch äußern Sie außerdem Ihr Interesse an Ihrem Mitmenschen.

IV. Verständige Ohren nach innen

Wenn Sie die Beispielaussage auf diese Weise hören, wenden Sie Selbstempathie an. Vielleicht gehören Sie zu den Menschen, die solche Äußerungen zunächst immer mit schuldigen Ohren hören (dabei ist es unwichtig ob diese nach außen oder innen gerichtet sind). Versuchen Sie sich dieses Verhalten abzugewöhnen, denn es hindert Sie nur bei der GFK.

Probieren Sie zunächst, sich zuerst selbst Verständnis entgegen zu bringen. Dadurch kommen Sie in eine gewisse verhandlungsfähige Haltung mit sich selbst. Machen Sie sich danach Ihre Gefühle konkret bewusst. Achten Sie dabei allerdings darauf, dass Sie keinerlei Wertungen also auch keine Schuldzuweisungen vornehmen.

Machen Sie sich also bewusst, welche Gefühle das Gesagte in Ihnen auslöst und warum dies so ist (versuchen Sie dabei bei sich zu bleiben). Machen Sie sich außerdem genau klar, wie sie sich die Kommunikation wünschen und wie sie nicht kommunizieren wollen. Erst wenn Sie zu einer sicheren Einschätzung Ihrer eigenen Gefühle gekommen sind und diese ohne Schuldzuweisungen an Ihr Gegenüber ausdrücken können, sollten Sie dies auch tun.

Mittels dieser Vorgehensweise wenden Sie also die besagte Selbstempathie in Form von verständigem Hören nach innen an.

Klar sollte Ihnen in jedem Fall sein: Niemand schreibt Ihnen vor, für welche der vier Möglichkeiten Sie sich entscheiden sollen. Das ist einzig und allein Ihre Angelegenheit!

Ihre Haltung wird sich außerdem in Ihrer Wahl der Höroptionen widerspiegeln. Möchten Sie kontaktfreudig sein und zu einer gewissen Übereinkunft mit Ihrem Gesprächspartner kommen, ist es beispielsweise recht ungünstig, die schuldigen Ohren zu wählen. Dabei ist es egal, ob diese nach außen oder nach innen gerichtet sind, denn sofortige Schuldzuweisungen sind meist ein Zeichen von mangelnder Kooperationsbereitschaft.

Ihr Gegenüber wird so etwas natürlich unterbewusst registrieren und entwickelt im schlimmsten Falle vielleicht sogar eine gewisse Abneigung gegen Sie. Verständige Ohren sind wiederum besser geeignet, um einen gewissen Kontakt herstellen zu können. So können Sie eine eventuelle Abschottung Ihres Gesprächspartners verhindern und erscheinen offener und aufrichtiger.

Wie bereits erwähnt, müssen am Ende Sie selbst entscheiden, welche Variante des Zuhörens sie wählen. Das ist auch abhängig von den Zielen, die sie in einem Gespräch verfolgen. Nun wissen Sie, dass es sogar beim Hören gewisse feine Unterschiede gibt. Von diesem Thema geht es nun speziell zum Bereich des Empathischen Hörens. Denn wie funktioniert dies überhaupt? Empathie heißt natürlich, dass Sie sich in andere Menschen hineinversetzen.

Dabei nehmen Sie nicht deren Empfindungen an, sondern verstehen Sie nur. Sie sind in der Lage, deren Sichtweisen auf dieselbe Art und Weise nachzuempfinden und daher anzuerkennen. Wenn Sie empathisch Hören, sind Sie zu folgenden Punkten bereit:

I. Sie wollen Ihren Gesprächspartner zuerst verstehen.

Das bedeutet, dass Sie diesen Punkt auch dann verfolgen, sollten Sie mit Ihrem Gegenüber nicht einer Meinung sein. Erst danach, sobald Sie den anderen Menschen verstanden haben, möchten auch Sie verstanden werden

II. Sie wollen Ihren Gesprächspartner ernst nehmen.

Dies bezieht sich vor allem auf die Erfahrungen, Gefühle, Bedürfnisse sowie Wahrnehmungen der anderen Person. Auch sind dabei (unausgesprochene) Bitten gemeint. Diese Bereitschaft sollten Sie vor allem dann verfolgen, wenn Ihr Gesprächspartner diese Dinge auf eine Weise vorträgt, die Ihnen selbst missfällt.

III. Sie wollen Ihr Interesse an Ihrem Gegenüber zeigen.

Signalisieren Sie der anderen Person, dass Sie an dem, was sie zu sagen hat, interessiert sind. Ihnen geht es schließlich darum, eine Situation zu schaffen, mit der beide Parteien zufrieden sind.

IV. Sie überprüfen, ob Sie gerade selbst Empathie benötigen, sollte das natürliche Interesse an Ihrem Gesprächspartner sinken.

Oftmals fällt es Menschen leichter, Empathie anzuwenden, wenn Sie mit Kollegen oder Mitarbeitern in gleicher und/oder niedrigeren Positionen sprechen. Nach „oben“ entwickeln viele meist gewisse Hemmungen. Dies liegt wahrscheinlich vor allem daran, dass der Mensch daran gewöhnt ist von „oben“ (also von höher gestellten Positionen, Chefetagen, ...) Befehle und Urteile entgegenzunehmen. Um nicht mit beruflichen Konsequenzen rechnen zu müssen, werden in solchen Gesprächen viel eher Gefühle und Bedürfnisse verborgen.

Es wird sich viel öfter entschuldigt, als über die Beweggründe und Bedürfnisse der höher gestellten Person nachzudenken. Allerdings wird dabei eine Sache häufig vergessen: Auch solche Menschen möchten verstanden werden.

Die Herausforderung hierbei ist also, das Denken in Hierarchien abzulegen und die Menschen hinter den Positionen zu sehen. Sie werden mit Sicherheit schnell merken, dass ein Gespräch auf Augenhöhe viel konstruktiver und auch reibungsloser abläuft.

Halten Sie sich für das empathische Hören also an die in diesem Kapitel genannten Punkte und Sie werden bald einen gewissen Unterschied in Ihren Gesprächsführungen wahrnehmen können.

Vorsicht vor diesen Hindernissen!

Vielleicht hört es sich für Sie anfangs ziemlich einfach an, Empathie anzuwenden. Möglicherweise gehören Sie sogar bereits zu den sehr empathischen Menschen. Allerdings gibt es selbst für den darin geübtesten Menschen einige Stolperfallen und Hindernisse.

Bevor Sie überhaupt bei anderen Menschen Empathie anwenden können, müssen Sie bei sich selbst eine gewisse Grundlage dafür schaffen: Sie selbst benötigen Empathie.

Logischerweise kann man schließlich nur das an andere Personen weitergeben, was man selbst hat. Damit ist nicht das alleinige Vorhandensein von Empathie gemeint, denn dies ist bei jedem Menschen der Fall. Viel eher geht es darum, Selbstempathie anzuwenden und sich selbst zu verstehen. Wie Sie in diesem Buch bereits gelesen haben, ist es schließlich wichtig, vor allem die eigenen Gefühle ernst zu nehmen.

Machen Sie also nicht den Fehler und vernachlässigen ihre eigenen Empfindungen. Achten Sie außerdem darauf, dass Sie Empathie nicht aus den falschen Gründen „geben“!

Falsche Gründe für empathisches Verhalten wären zum Beispiel die folgenden:

I. Liebe von anderen „erkaufen“

Sie wenden nur Empathie an, weil Sie sich dafür eine gewisse „Gegenleistung“ in Form von Liebe erhoffen.

II. Aus Pflichtgefühl

Wenn Sie nach dem Motto handeln, dass ein „guter Mensch so zu handeln hat“, dann wenden Sie Empathie aus Pflichtgefühl an, jedoch nicht aufgrund Ihrer wahren Gefühle.

III. Aus Angst

Sie haben Angst, dass Ihr Gegenüber irgendetwas tun wird, was Ihnen unangenehm ist oder, dass Ihnen selbst etwas Unbequemes widerfährt, wenn Sie keine Empathie anwenden.

IV. Aus dogmatischen Gründen

Sie wenden Empathie an, weil irgendeine Autoritätsperson Ihnen dies gesagt hat. Sie führen gewissermaßen eine Art „Befehl“ oder „Anweisung“ aus.

Geben Sie aus diesen genannten Gründen Empathie an Ihr Gegenüber weiter, so wird Ihr Gesprächspartner dies irgendwann spüren. Häufig resultiert daraus dann Frust und nicht selten spürt die andere Person, dass eigentlich Sie selbst Empathie brauchen.

Verstehen Sie sich daher vorher selbst und sorgen Sie für sich, ehe Sie Empathie an andere Menschen weitergeben.

Immerhin möchte sich niemand von einer Person helfen lassen, die eigentlich selbst Hilfe benötigt. Verzweifeln Sie nun aber nicht! Natürlich ist Empathie nicht einfach, vor allem gerade durch die komplexen Gefühle und Gedanken, die in Ihnen herrschen.

Horchen Sie vor Ihrem Handeln immer zuerst in sich selbst hinein: Aus welcher Absicht wollen Sie nun Empathie anwenden bzw. empathisch hören? Machen Sie außerdem nicht den Fehler, sich selbst zu verurteilen. Schon gedachte Sätze wie beispielsweise „Ich sollte mich eigentlich ganz auf die andere Person konzentrieren." zählen dabei zu einer Selbstverurteilung. Oftmals ist jedoch das Haupthindernis bei der Anwendung von Empathie, dass man sich nicht gänzlich auf die andere Person einlässt. Zu oft ist man mit den eigenen Gedanken und Gefühlen beschäftigt.

Befragen Sie sich anhand der folgenden Aufzählungen selbst, ob Sie nicht vielleicht selbst schon einmal so gehandelt haben:

Sie beschwichtigen, trösten oder ermutigen andere Menschen, ohne dass Sie wirklich präsent sind.

Oft findet dabei auch eine gewisse Herabwürdigung der Situation des Gegenübers statt. „So schlimm ist das doch sicherlich nicht.", „Warum haben Sie in der Situation denn nicht...?", „Der Fehler lag nicht bei Ihnen Sie haben Ihr Bestes gegeben.". Vielleicht klingen diese Beispielsätze für Sie zunächst nicht so herabwürdigend, aber unterschwellig wird damit versucht, ein bestimmtes Problem auf möglichst raschem Wege zu lösen.

Sie versuchen, in einer bestimmten Angelegenheit immer richtig zu liegen, anstatt wirkliches Interesse an der anderen Person zu zeigen.

Sie wollen sicher sein, dass Sie eine Situation korrekt einschätzen. Allerdings kann dabei schnell der Kontakt zu Ihrem Gesprächspartner verloren gehen. Aber genau das ist es, was Empathie ausmacht: dem anderen Menschen Interesse entgegenbringen, sich in diesen hineinversetzen und hineindenken.

Bei Nachfragen sollten Sie daher nie Behauptungen aufstellen. Statt „Sie sind..." immer „Sind Sie...?".

Sie konzentrieren sich mehr auf die Strategie Ihres Gegenübers statt auf dessen Bedürfnisse.

„Geht es Ihnen darum, etwas mehr Zeit für Ihr Hobby zu haben?“ (= Strategie), obwohl es vielmehr heißen müsste „Wollen Sie dadurch mehr Abstand vom Arbeitsplatz gewinnen? (= Bedürfnis). Menschen können leicht frustriert werden, wenn jemand Verständnis braucht, anstelle dessen aber Ratschläge und Lösungen erhält.

Menschen glauben oft, dass Sie Situationen wieder „in Ordnung“ bringen müssen. Dabei sehen Sie sich in der Pflicht dafür zu sorgen, dass es der anderen Person wieder besser geht. Doch dies ist eher ein Mittel für sich selbst, nicht für den anderen Menschen.

Das folgende Beispiel soll Ihnen den Sachverhalt näherbringen:
Eine Freundin von Ihnen hat Kummer wegen Ihrem Freund. Im Gespräch erzählt sie Ihnen von ihrem Frust.

> Freundin:
> *„Seit Tagen hat er sich nicht mehr bei mir gemeldet. Ich weiß einfach nicht, wie ich mit ihm zurechtkommen soll.“*
>
> Sie:
> *„Dieser Kerl hat dich doch sowieso nicht verdient. Was findest du denn an ihm? Du solltest das endlich ein für alle Mal beenden.“*
>
> Freundin:
> *„Aber wie soll ich das machen? Ich liebe ihn schließlich.“*

Sie bringen Ihrer Freundin in diesem Beispiel kaum Verständnis entgegen, denn die von Ihnen vorgeschlagene Lösung der Trennung hilft ihr nicht besonders. Sie erfährt durch Sie keinen Rückhalt in Ihrem Frust und der Hilflosigkeit, obwohl Sie dies gerade von Ihnen bräuchte.

Da viele Menschen es gewöhnt sind, sofort eine Lösung eines Problems vorzuschlagen, ist dies leider kein Einzelfall. Oftmals wird nämlich nicht wirklich darüber nachgedacht, ob die vorgeschlagene Lösung auch tatsächlich zum Problem passt.

Sie „heizen auf", statt sich einzufühlen.

Sicher kennen Sie so eine Situation: Eine Person berichtet von einem Problem und der Gesprächspartner (eventuell auch Sie selbst) stimmen in allen Punkten zu, bekräftigen noch die getätigten Aussagen und bestätigen die negativen Dinge, die aufgezählt wurden.

Wenn Sie so etwas tun, verstärken Sie die Urteile Ihres Gesprächspartners, ohne diese wirklich widerzuspiegeln bzw. genauer zu hinterfragen. Das Sprichwort „Öl ins Feuer gießen" passt bei solch einer Vorgehensweise wie die Faust aufs Auge.

Sie erstellen sofortige Diagnosen und analysieren die Lage.

Sie wollen einer Sache sofort auf den Grund gehen und untersuchen die genaueren Umstände, um eine möglichst gute Diagnose abgeben zu können.

„Das liegt sicherlich daran, dass Sie..." sind dabei gängige Phrasen, um die eigene Analyse zum Ausdruck zu bringen. Sie denken so über die Worte Ihres Gesprächspartners so nach, dass diese zu Ihrer eigenen Theorie passen.

Sie verwechseln Empathie mit Mitgefühl bzw. Sympathie.

Wer empathisch vorgeht, konzentriert sich darauf, was die andere Person mitteilt, nicht darauf, was das Gesagte in einem selbst auslöst. Dieser Fehler wird allerdings leider relativ häufig begangen. Wenn Ihr Gesprächspartner beispielsweise weint und Sie dadurch ebenfalls weinen müssen, dann fühlen Sie mit ihm mit, Sie fühlen sich allerdings nicht ein. Behalten Sie aber erstmal für sich, was das Gesagte in Ihnen ausgelöst hatte um Ihr Gegenüber nicht für Ihre Gefühle verantwortlich zu machen.

Sie fragen nicht nach, sondern aus.

Wenn Sie nur Fragen äußern wie „Wie fühlen Sie sich denn genau?", „Was habe ich (eventuell Falsches) getan?", „Was genau soll ich tun?", dann agieren Sie nicht wirklich empathisch. So etwas kann sogar schnell als eine Art aggressiver Akt fehlgedeutet werden, denn dadurch fordern Sie Antworten, wenn nicht sogar direkte Handlungsanweisungen. Sie bieten

Ihrem Gegenüber damit keine Hilfestellung, um mit seinen Gefühlen und Problemen verstanden zu werden und klarzukommen.

Sie haben Angst, dass Verständnis mit Zustimmung verwechselt werden könnte.

Manchmal kann es passieren, dass man befürchtet, das Gesagte könnte als Zustimmung missverstanden werden, obwohl dem gar nicht so ist. Um dieser unangenehmen Situation aus dem Weg zu gehen, vermeiden manche Menschen es, in solchen Situationen Empathie anzuwenden. Allerdings wird dabei das wichtigste übersehen: Empathie ist nicht gleich Zustimmung bzw. Einverständnis!

Wenn Sie sich nun vielleicht selbst in einem oder mehreren dieser Punkte wiedererkannt haben, so wissen Sie nun, worauf Sie bei Ihrem nächsten Gespräch achten sollten.

Denken Sie immer daran, dass bei der Anwendung von Empathie immer die andere Person und das Einfühlen an vorderster Stelle stehen!

„Ich besitze keine Empathie" – Ein weit verbreiteter Irrglaube

Im Erwachsenenalter ist es leider oft der Fall, dass manche Menschen ihre empathischen Fähigkeiten „verlieren". Dies bedeutet jedoch keines Falls, dass die Empathie dadurch „weg ist". Stellen Sie sich diese lieber als eine Art zurückgebildete Fähigkeit vor. Was können Sie tun, um diese Fähigkeit wieder an die Oberfläche zu holen?

Eine Möglichkeit wäre, Ihre Empathie wieder „zurück zu erlernen". Schon die Hinweise und vorgestellten Hindernisse in den vorherigen Kapiteln können Ihnen dabei helfen.

Zusätzlich gibt es Übungen, die Ihnen in dieser Sache weiterhelfen können. Dies ist jedoch ein langwieriger Prozess und kann nicht von heute auf morgen stattfinden. Bringen Sie daher etwas Geduld für dieses Vorhaben mit. Unter anderem können Sie die folgenden Übungen in Ihren Alltag einfließen lassen und diese so oft Sie können üben. Denn nur wer etwas häufig tut, kann diese Fähigkeit schlussendlich beherrschen.

I. Wahrnehmen

Fördern Sie Ihre eigene Wahrnehmung, denn diese ist der Grundbaustein der Empathie. Hören Sie in jedem Gespräch aufmerksam zu und beobachten Sie aufmerksam die Mimik und Gestik Ihres Gegenübers. Achten Sie dabei vor allem auf die Kleinigkeiten! Passt die Gestik der anderen Person zu dem Gesagten? Lacht Ihr Gegenüber nur mit dem Mund, nicht mit den Augen? All solche „Nichtigkeiten" können Ihnen viel verraten und helfen Ihnen dabei, Ihre Empathie zu schärfen.

Vergessen Sie dabei auch nicht, auf sich selbst zu achten. Was denken und fühlen Sie in manchen Situationen? Wie wirkt das Gesagte oder das Geschehene auf Sie?

II. Hinterfragen

Bei manchen Menschen ist es schwer, die Emotionen, Empfindungen und Gedanken allein anhand ihrer Mimik und Gestik zu deuten. Denn wie die Empathie ist auch die Körpersprache bei jedem Menschen unterschiedlich ausgeprägt. Zögern Sie daher nicht und fragen Sie an ungewissen Stellen nach. Vor allem dann, wenn Sie etwas nicht verstehen, sollten Sie dies tun, denn dadurch beugen Sie unangenehmen Situationen vor.

Achten Sie dabei jedoch darauf, nicht zu sehr in das „Ausfrage-Schema" zu rutschen, wie es im vorherigen Kapitel bereits näher beleuchtet wurde. Fragen Sie nach und verstehen Sie so besser, was in Ihrem Gesprächspartner tatsächlich vor geht. Ihr Gegenüber wird Ihr Interesse an ihm außerdem wohlwollend zur Kenntnis nehmen.

III. Rückmeldung einholen

Erfahren Sie, was andere in Gesprächen mit Ihnen erleben. Niemand wird es Ihnen übelnehmen, wenn Sie sich am Ende einer Unterhaltung über Ihr Verhalten oder Ihr Auftreten erkundigen.

Fragen Sie einfach beispielsweise, ob Ihr Gegenüber sich verstanden gefühlt hat oder ob er sich eventuell nun wohl(er) fühlt. Achten Sie auch dabei auf die nonverbalen Signale, die Ihr Gesprächspartner aussendet. Lächelt er beispielsweise oder haben Sie eher den Eindruck, dass er sehr ernst wirkt?

Stellen Sie hin und wieder solche Fragen, um besser feststellen zu können, ob Sie in der Entwicklung Ihrer Empathie Fortschritte machen.

Lassen Sie sich von Misserfolgen oder weniger positiven Rückmeldungen aber keinesfalls abschrecken! Nehmen Sie dies viel eher als Erfahrungen wahr, aus denen Sie lernen können, es künftig besser zu machen. Auch sollten Sie nicht zu enttäuscht sein, wenn Ihr Gegenüber sich nur spärlich über das Gespräch äußern möchte. Manchen Menschen ist es schlichtweg unangenehm, ein Gespräch im Nachhinein auszuwerten.
Suchen Sie sich auf jeden Fall mindestens einen Punkt, den Sie beim nächsten Gespräch besser machen möchten. Denken Sie darüber nach und handeln Sie nach diesen Dingen, wenn Sie wieder mit jemandem eine Unterhaltung anfangen.

IV. Ein gutes Beispiel sein

Empathie lebt vor allem davon, ob sich Ihr Gesprächspartner Ihnen gegenüber öffnet oder nicht. Seien Sie daher ein gutes Vorbild und machen Sie den ersten Schritt, indem Sie sich zuerst dem anderen öffnen.

Reden Sie über Ihre Wahrnehmungen, Gefühle, Eindrücke usw. Ihr Gegenüber wird sich Ihnen durch Ihre offene Art viel schneller öffnen und man lernt sich auf viel entspannterem Wege besser kennen.

Wenn Sie diese Übungen stets anwenden und bei Gesprächen im Hinterkopf behalten, werden Sie Ihre Empathie nach und nach wiederentdecken.

Wenn es doch mal kracht

Konflikte sind im menschlichen Zusammenleben unvermeidlich. Schlimm wäre es schließlich, wenn alle immer nur einer Meinung wären und es keine individuellen Meinungen gäbe! Dennoch sind Auseinandersetzungen etwas eher Unangenehmes und viele Menschen gehen solchen lieber aus dem Weg, anstatt sich diesen direkt zu stellen.

Solch ein Verhalten entspricht jedoch nicht der Philosophie der GFK. Lesen Sie nun in den nächsten Kapiteln, wie Sie am besten mit Konfliktsituationen umgehen.

Ärger - unangenehm aber unvermeidbar

Auseinandersetzungen sind unumgänglich. Doch was genau bedeutet dieser Begriff überhaupt und wie kommt es zur eigentlichen Entstehung von Konflikten?

Der Name „gewaltfreie Kommunikation" lässt darauf schließen, dass eines immer vermieden werden sollte: Gewalt. Doch was meint die GFK mit Gewalt in der Kommuikation? Aus wissenschaftlicher Sicht gibt es keine genaue Definition dieses Wortes. Gewalt kann als etwas Subjektives aufgefasst werden und ist, in Bezug auf die GFK, mehr als eine psychische als eine körperliche Sache anzusehen.

Vor allem Beleidigungen, negative Vergleiche, Vorurteile/ Klischees und vieles mehr zählen dabei zu diesem Bereich.

Fakt ist, dass man sich von Gewalt angegriffen fühlt. Wann dieser Punkt genau erreicht ist, bestimmt allerdings jeder Mensch für sich selbst.

Konflikte entstehen also meist dadurch, dass von mindestens einer Person eine bestimmte Form der Gewalt ausgehtAn einem Konflikt sind in der Regel wenigstens zwei Menschen beteiligt. Dabei besteht der Konflikt oft daraus, dass die Bedürfnisse der jeweiligen Personen nicht erfüllt werden können, oder deren Erfüllung im Konflikt mit den Bedürfnissen des ande ren stehen. Um angemessen mit Konflikten umgehen zu können, ist es wichtig, diese zu verstehen.

Wie bereits aufgeführt wurde, sind solche Auseinandersetzungen unvermeidbar und gehören zum menschlichen Leben ganz einfach dazu. Versuchen Sie, diese nicht als eine Last, sondern viel mehr als ein entscheidendes Element der eigenen Entwicklung zu verstehen.

Streitigkeiten sind zwar unumgänglich, allerdings gibt es dabei etwas, was sich auf jeden Fall vermeiden lässt: Auch wenn Gewalt als eine schnelle und „bequeme" Lösung für Konflikte erscheinen mag, verstößt sie gegen die Menschenrechte und sollte in einer modernen Gesellschaft keinen Platz mehr haben. Wahrscheinlich liegt aber genau in der Anwendung von Gewalt die Furcht vor Konflikten.

Viele Menschen fürchten sich davor, dass sie sich zu „Kurzschlusshandlungen" hinreißen lassen könnten, sollten sie ihre Gefühle nicht mehr richtig unter Kontrolle haben.

Es ist jedoch nur allzu menschlich, keine Konflikte zu mögen. Fühlen Sie sich daher nicht schlecht, falls Sie so empfinden sollten! Vor allem die Endsituation, in der es meistens einen Verlierer und einen Gewinner gibt bzw. das Verhältnis nicht mehr so ist, wie es gewesen war, schreckt viele Menschen ab.

Was Ihnen und vielen anderen möglicherweise aber nicht bewusst ist, ist die Tatsache, dass es verschiedene Arten von Konflikten gibt. Auch ist ein Konflikt nicht immer sofort ein Streit und umgekehrt.

Mit diesem Wissen können Sie sehenden Auges in einen Konflikt gehen und das zu einem Zeitpunkt, an dem es den Beteiligten noch möglich ist, respektvoll und sachlich miteinander umzugehen. Wenn Sie dies schaffen, bevor die persönliche Grenze eines jeden erreicht wird und es eventuell hitziger werden könnte, so haben Sie noch eine gewisse Rücklage. Dabei kann es Ihnen helfen, die beiden typischen Arten von Konflikten zu kennen: Der heiße Konflikt sowie der kalte Konflikt. Um diese beiden Arten soll es nun ausführlicher gehen.

Der heiße Konflikt

Wie der Name vielleicht schon vermuten lässt, spielen bei dieser Art von Auseinandersetzungen die Gefühle eine tragende Rolle. Solche Konflikte werden sehr emotional ausgetragen und sind somit auch deutlich als Konflikte zu erkennen.

Oftmals beginnt es damit, dass eine der beteiligten Personen ein bestimmtes Problem hat. Dieses kann entweder gelöst bzw. verschoben werden oder erledigt sich von selbst, da andere Bedürfnisse Vorrang erhalten. Bleibt das Problem allerdings präsent und erhält Priorität, kann es bei heißen Konflikten schnell dazu kommen, dass die Situation eskaliert. Bei schwerwiegenden Grundsatzdiskussionen oder häufigenmAuftreten dieses Problems, können Krisen und sogar Trennungen die Folge sein. Nicht selten geht diesen Folgen ein Streit voran. Streit ist allerdings auch nur eine Form der Konfliktaustragung und selbst heiße Konflikte müssen nicht immer in einem Streit enden.

Der kalte Konflikt

Anders als bei der vorherigen Konfliktart sind hierbei vor allem wortlose Spannungen typisch. Sie finden meist nonverbal statt, wobei das jeweilige Thema präsent ist, ohne direkt angesprochen worden zu sein. Es wird nicht direkt offengelegt, worum es geht, doch innerlich nagt das Thema an jedem Beteiligten. Auf höchster Stufe können die Gefühle schließlich auch überkochen und in einen heißen Konflikt übergehen.

Ein kalter Konflikt liegt beispielsweise dann vor, wenn eine Gruppe von Mitarbeitern mit ihrem Gruppenleiter und dessen Führungsstil unzufrieden ist. Dies tragen sie allerdings nicht offen vor diesem vor und unterhalten sich nur in ihren Pausen, darüber. Fragt der Gruppenleiter in Besprechungen nach, ob es noch Fragen oder Anmerkungen gibt, bleiben jedoch alle still. Der Konflikt bleibt also bestehen, da er nicht angesprochen wird. Je nach Lage kann sich diese Situation immer weiter hochschaukeln, bis vielleicht sogar die Motivation der Mitarbeiter und die Kooperation leiden könnten.

Vor allem das Schweigen und die fehlende Kommunikation der betreffenden Parteien sorgen für solch einen kalten Konflikt, der in hierarchisch untergliederten Berufen am häufigsten auftreten kann.

Nach „oben" hin ist die Haltung der Mitarbeiter meistens durch Misstrauen oder sogar Feindbilder geprägt.

Tritt ein Konflikt in einem Unternehmen auf, so ist dieser in den meisten Fällen kalt. Vor allem unausgesprochene Regeln, strukturelle Macht oder sogar Angst sind unter anderem Gründe dafür. Oftmals werden diese dann auch unausgesprochen zu einem Tabuthema erklärt, obwohl dies genau das ist, was die Situation noch verschlimmert.

Wartet man zu lange bzw. wird dieser Konflikt zu lange nonverbal ausgetragen, kann es in manchen Fällen bei der „Entdeckung" bereits zu spät sein. Welche Auswirkungen ein Konflikt nach sich zieht wird auch durch seine Erscheinungsform geprägt.. Es ist entscheidend, ob ein Konflikt offen oder verdeckt ausgetragen wird. Auch die Anzahl der Personen (also zwei Personen, eine Gruppe, usw.) und wie diese zueinander stehen kann eine Rolle spielen.

Warum streiten wir?

Um angemessen mit Konflikten umgehen zu können, ist vor allem eines wichtig: Die Suche nach dem Grund oder dem Auslöser. Denken Sie dabei jedoch stets daran, dies nicht stumm und allein zu tun. Wie Sie aus dem vorherigen Kapitel entnehmen konnten, ist das Austragen eines kalten Konflikts nicht sehr förderlich und kann noch mehr Ärger nach sich ziehen.

Um also den Grund für Auseinandersetzungen herauszufinden, sollten Sie dies stets mit den Beteiligten zusammentun und offen über den Konflikt bzw. die dazu gehörigen Umstände reden.

Tatsächlich ist das Erkennen von Ursachen eine der Grundvoraussetzungen für die Konfliktbewältigung und damit nahezu unumgänglich. Eine Krankheit können Sie schließlich auch erst dann effektiv bekämpfen, wenn Sie den jeweiligen Grund dafür kennen. Der Anlass für einen Konflikt bzw. einen Streit ist meist offensichtlich und vielen Beteiligten klar. Die Ursache für solch eine Auseinandersetzung ist allerdings oftmals viel tiefer verankert, als Sie vielleicht vermuten.

Bei Reibereien am Arbeitsplatz gibt es drei verschiedene Hauptursachen, die recht häufig der Auslöser für Konflikte sein können:

I. Zunehmender bzw. bereits sehr hoher Zeitdruck.

Immer mehr Aufgaben oder Aufträge werden verteilt, dies jedoch bei gleichbleibender Arbeitszeit. Daraus resultiert unter anderem zunehmender Stress und die Pflege der Beziehungen zu den Arbeitskollegen bleibt dabei auf der Strecke. Die Folge daraus: Verschlechterung des Betriebsklimas.

II. Neid und Konkurrenz- bzw. Wettbewerbsgedanke

Viele Menschen neigen dazu, sich mit ihren Arbeitskollegen zu vergleichen, sei es in Bezug auf Gehalt, Stellung innerhalb des Betriebs, gesellschaftliches Ansehen usw. Dadurch entstehen schnell Unstimmigkeiten unter den Kollegen.

III. Angst um die eigene Arbeitsstelle

Leider müssen heutzutage viele Unternehmen Stellen kürzen. Dies hat natürlich zur Folge, dass alle Angestellten um ihren Arbeitsplatz fürchten, denn niemand möchte eine sichere Stelle verlieren. Dabei kommt Stress auf und viele versuchen, sich noch mehr zu profilieren, um zu zeigen, dass ihnen nicht gekündigt werden soll. Dies fördert wiederum das Konkurrenzdenken bzw. den Neid, ein Teufelskreis beginnt.

Oftmals sind es jedoch vor allem Kleinigkeiten, die dazu führen, dass es am Arbeitsplatz zu Reibereien kommt. Auch viele kleinere Probleme können dafür sorgen, dass eine Person irgendwann „explodiert“ und diese Dinge nicht mehr in sich herumtragen kann.

Doch nicht nur der einzelne betroffene Mensch allein, sondern alle Leute aus dessen Umfeld leiden unter solchen ungelösten Problemen. Wo es an Motivation, Begeisterung und Arbeitsbereitschaft mangelt, kann keine wirklich gute Arbeit verrichtet werden. Außerdem geht es dabei nicht nur um das „Wohl" der Arbeitsstätte. Probleme der Arbeit werden oftmals durch die Menschen mit „nach Hause getragen".

Viele Leute können nach Feierabend nicht wirklich abschalten und grübeln über die Probleme am Arbeitsplatz. Dies sorgt allerdings nur für weitere Belastungen und ist für jeden Menschen Gift.

Natürlich können Ihnen Konflikte aber auch außerhalb Ihres Arbeitsplatzes begegnen. Sei es in Ihrer Familie mit Freunden oder anderen Menschen, mit denen Sie in Kontakt stehen. Wo Menschen aufeinandertreffen, kann es immer Auseinandersetzungen geben. Auch dabei gibt es häufige Konfliktursachen:

Mangelhafte Kommunikation

Wie in diesem Buch bereits beschrieben wurde, ist es nie gut, all seine Probleme in sich „hineinzufressen" und nur darüber zu schweigen. Gerade durch dieses Schweigen kommt es oftmals zu Konflikten, da andere Menschen so überhaupt nicht wissen, wie sie mit Ihnen umgehen sollen.

Ungerechte Behandlung

Dies ist wohl einer der verständlichsten Gründe für Konflikte. Wenn ein Mensch einen anderen ungerecht behandelt bzw. sich jemand so behandelt fühlt, dann kommt es meist zu Auseinandersetzungen.

Kaum Gebrauch von Kritik

Konflikte aus solchen Gründen finden sich vor allem häufig bei sogenannten „Ja-Sagern". Vielleicht kennen auch Sie einen Menschen in Ihrem Umfeld, der nie etwas verneint, nie jemandem widerspricht oder seine eigene Meinung vorträgt. Menschen merken, wenn sich Ihr Gegenüber in dieser Hinsicht nicht ehrlich und aufrichtig verhält, was oftmals zu Reibereien führt.

Diese Ursache kann man jedoch auch von der anderen Seite betrachten. Wer nie Kritik vornimmt, kann manchmal selbst keine vertragen. Menschen, die kritisiert werden und dies sofort persönlich nehmen, neigen daher genauso dazu, Konflikte zu beginnen.

Misstrauen

Klar dürfte sein, dass es eher zu Konflikten zwischen Menschen kommt, die sich nicht sehr gut kennen bzw. sich misstrauen als zwischen Menschen, die Vertrauen zueinander hegen. Oftmals ist es hierbei auch Unwissen über den jeweils anderen, was zu Auseinandersetzungen führt.

Unvereinbarkeit

Hierbei ist sind unvereinbare Persönlichkeitsmerkmale und/ oder Einstellungen gemeint. Auch diese Ursache ist recht häufig, da Menschen oft dazu tendieren, ihre eigenen Standpunkte vehement zu vertreten. Teilweise trifft man dabei sogar auf Personen, die andere Sichtweisen schlichtweg als falsch bezeichnen. Individuelle Wahrnehmungsunterschiede spielen dabei eine tragende Rolle.

Machtkämpfe und Wettbewerb

Ein Kampf um Einfluss oder Macht ist ähnlich der Ursache des Neides und Konkurrenzdenkens. Es geht darum, der Stärkste zu sein und sich selbst zu beweisen. Bei solch einem Konflikt wollen die Beteiligten jeweils als der „Gewinner" hervorgehen.

.

Ärger, Missmut und Empfindlichkeiten

Ärgert man sich über eine andere Person, so kann dies leicht in einen Konflikt umschwenken, wenn man den betreffenden Menschen damit konfrontiert. Außerdem können sich Menschen schnell angegriffen oder verletzt fühlen. Treffen diese Gefühle auf Unverständnis, kommt es schnell zum Konflikt.

Klassisch ist für viele Konflikte, dass die jeweils beteiligten Personen auf ihren Meinungen beharren. Doch dabei sind viele der Menschen unsicher und frustriert und in schlechten Fällen können sich Konflikte sogar derartig festfahren, dass keiner der Beteiligten eine Lösung parat hat.

Da es meist nicht um sachliche, sondern vielmehr emotionale Dinge geht, fällt es daher auch vielen Menschen schwer, in Konfliktsituationen ruhig und gelassen zu bleiben.

Wie Sie Ihrem Ärger Luft machen können

Kein Mensch ist perfekt. Es erwartet daher auch niemand von Ihnen, dass Sie in jeder zwischenmenschlichen Auseinandersetzung ruhig und gelassen bleiben. Manchmal kocht der Ärger einfach über. Dies ist auch gar nicht verwerflich, allerdings sollte so etwas immer in einem „gesitteten Rahmen" stattfinden.

Sie dürfen gern Ihren Standpunkt deutlich vortragen und auch Ihren Ärger und Ihre Gefühle zum Ausdruck bringen. Doch wie genau drückt man den eigenen Ärger aus, ohne zu verletzen und unsachlich zu werden?

Der erste Grundsatz, den Sie bei so etwas beachten sollten, ist das Einhalten von gewissen Feedbackregeln. Dabei ist die größte Herausforderung, Ihren Mitmenschen zu sagen, was Sie stört bzw. welche Sichtweise Sie haben, ohne andere dadurch zu verletzen. Wichtig ist daher: zielorientiert vorgehen! Was genau bedeutet das? Dies heißt, dass Sie unter anderem danach gehen, was gut war oder was verbessert werden könnte.

Was könnte die Person tun, die Ihr Feedback erhält, um zukünftig aus den von Ihnen aufgezählten Fehlern zu lernen? Solch ein Feedback macht allerdings nur wirklich Sinn, wenn es auf Ihre gestellten Fragen auch eine passende Antwort gibt. Beachten Sie daher einige Grundsätze:

Bleiben Sie stets konstruktiv.

Ihre Äußerungen bzw. Ihr Feedback ist nur dann hilfreich, wenn Sie Verbesserungs- und/oder Lösungsvorschläge anbieten. Verweisen Sie sachlich auf ein Problem, ohne dabei angreifend oder emotional verletzend zu werden. Danach sollten Sie einen oder gern mehrere Vorschläge zur Verbesserung vortragen.

Damit lassen Sie den Kritisierten gewissermaßen nicht allein mit der Problemlösung, sondern bringen konstruktive Hilfestellung ein. Die kritisierte Person hat dann wiederum die Möglichkeit, die von Ihnen vorgeschlagenen Aspekte anzunehmen und aktiv umzusetzen.

Bleiben Sie konkret.

Lassen Sie ab von allgemeinen und pauschalen Aussagen. Die kritisierte Person weiß sonst gar nicht, wie genau das angesprochene Problem gelöst werden soll, wenn Sie sich nur in Metaphern und leere Sätze hüllen.
Es ist für den Kritisierten immer einfacher, wenn Ihre Aussagen nachvollziehbar sind und die Situation so konkret wie möglich von Ihnen beschrieben wird. Nutzen Sie dabei auch gern Beispiele, um das Gesagte noch besser zu verdeutlichen.

Beschreiben Sie.

Wie Sie bereits wissen, sollten Sie bei Ihren Äußerungen auf Bewertungen sowie Interpretationen verzichten. Wenn Sie nur Vermutungen und Unterstellungen von sich geben, wird Ihr Gegenüber sich nicht verstanden und vermutlich sogar eher angegriffen fühlen. Ihr Ausdruck von Ärger und Ihre Kritik wird sonst womöglich als unkonstruktiv wahrgenommen und Sie werden in dem Gespräch nicht viel erreichen. Beschreiben Sie daher sachlich, was Sie an der jeweiligen Situation stört.

Formulieren Sie Ihre Aussagen subjektiv.

Wenn Sie die von Ihnen empfundenen Eindrücke und Beobachtungen beschreiben, dann sollten Sie dies auf einer subjektiven Ebene tun. Reden Sie nur über Ihre eigenen Sinneseindrücke, nicht über die von anderen Menschen. So fällt es Ihrem Gesprächspartner auch um einiges leichter, Ihr Feedback zu verstehen und anzunehmen.

Menschen werden Ihre Kritik viel eher annehmen, wenn Sie diese als Ihre eigene Meinung kennzeichnen. Vergessen Sie dabei auch nicht anzumerken, was Ihnen persönlich gefallen hat.

Bleiben Sie positiv.

Auch wenn Sie sich vielleicht sehr über eine Situation oder eine andere Person ärgern, sollten Sie dennoch positiv denken. Für die beteiligten Menschen ist es immer viel einfacher, Kritik und Verbesserungsvorschläge anzunehmen und zu akzeptieren, wenn bemerkt wird, dass sie nicht ausschließlich kritisiert werden. Man fühlt sich eher verstanden und öffnet sich, wenn auch die positiven Seiten erkannt und angesprochen werden.

Haben Sie allerdings ziemlich selbstbewusste Personen vor sich, dann sollten Sie ein besonderes Auge auf solche Menschen haben. Diese tendieren nämlich leicht dazu, bei positiven Äußerungen nur das Lob herauszuhören. Schnell werden dabei die Verbesserungsvorschläge überhört. Achten Sie daher bei solchen Personen besonders darauf, dass Ihre Vorschläge auch tatsächlich bei Ihrem Gesprächspartner ankommen.

Ein weiterer wichtiger Punkt bei dem Ausdruck Ihres Ärgers ist, dass Sie Grenzen setzen müssen, ohne dabei die Grenzen anderer Personen zu überschreiten. Dabei geht es aber nicht nur darum, dass Sie die Grenzen anderer Menschen schützen, sondern vor allem auch Ihre eigenen. In manchen Situationen ist dies nämlich tatsächlich vorrangig. Wie können Sie dies nun effektiv durchführen, ohne anderen dabei zu „schaden"?

Oftmals möchte man anderen Menschen nicht auf die Füße treten. Allerdings endet eine solche Situation in der Regel damit, dass Sie sich im Nachhinein über sich selbst ärgern und Ihr jeweiliges Handeln bereuen. In schlimmen Fällen kann sogar Ihre Selbstachtung darunter leiden.

Zeigen Sie daher lieber Ihre Grenzen in höflicher Weise und dennoch auf direktem Wege an. Denken Sie auch daran, konkret zu bleiben, denn dann werden Sie in den meisten Fällen am besten verstanden.

Sollten Sie merken, dass Ihre Grenzen langsam, aber sicher überschritten werden, dann sprechen Sie die betreffende Person direkt an und thematisieren die Grenzüberschreitung. Dies kann beispielsweise der Fall sein, wenn Ihnen Fragen gestellt werden, die Sie persönlich für unangebracht halten, wie beispielsweise: „Wollen Sie eigentlich gerne abnehmen?"

Bei solchen und ähnlichen Fragen wird Ihnen ein Hinweis auf die Motive Ihres Gesprächspartners gegeben. Möglicherweise kann es einfach nur aus reiner Neugier heraus geschehen und es bleibt bei solch einer vereinzelten Frage. Sollte Ihr Gegenüber aber weitere Äußerungen fallen lassen, die sie als unangenehm empfinden, sollten Sie dies unterbinden. In solchen Fällen können Sie beispielsweise direkt ansprechen, dass Sie solche Fragen bzw. Kommentare als nicht angenehm empfinden. Sagen Sie, dass Sie solch ein Thema nicht besprechen möchten.

Dadurch können Sie sachlich und höflich bleiben, ohne jegliche Feindseligkeiten auszusenden. Natürlich kann es in einem Konflikt bzw. in einer Diskussion auch mal etwas hitziger zugehen. Sollte es für Sie tatsächlich einmal so weit kommen, dann sollten Sie stets darauf achten, immer respektvoll zu bleiben!

Achten Sie immer die Würde Ihres Gegenübers und verzichten Sie komplett auf Beschuldigungen, denn diese bringen Sie auch nicht weiter. Sollten Sie sich von der anderen Person verletzt fühlen, dann sagen Sie dies offen. Sprechen Sie direkt darüber, was das Gesagte und eventuell die Handlungen des anderen in Ihnen auslösen.

Warten Sie dafür allerdings den geeigneten Augenblick ab. Nicht immer passt es, sofort die eigenen Gefühle und Eindrücke anzusprechen. Schieben Sie dies aber nicht allzu lang vor sich her, denn irgendwann ist der zeitliche Abstand zu groß, um noch konkret über eine bestimmte Situation reden zu können. Außerdem vermeiden Sie so, dass sich langfristig Frust aufbauen kann. Die Erinnerungen sind noch frisch, wenn Sie nicht allzu lang damit warten, anzusprechen, was Sie gestört hat.

Worauf Sie auf jeden Fall achten müssen: Triumphieren Sie nicht! Sollten Sie in einer Diskussion Recht behalten, dann sollten Sie dies nicht auskosten, denn dadurch schaffen Sie nur neuen Ärger und Frust.

Bleiben Sie daher lieber großzügig und vor allem taktvoll. Sie strahlen damit auch an Ihr Gegenüber aus, dass Sie sich einander annähern konnten. Dadurch wird bei allen Beteiligten ein positives Gefühl erzeugt und Sie können mit einem guten Gewissen auseinander gehen. Wichtig ist vor jeder Aussage: Innehalten und Luftholen. So haben Sie einen ganz kurzen

Moment, um schnell noch Kontakt zu Ihren Bedürfnissen und Gefühlen herstellen zu können.

Dieser kleine Moment kann unter Umständen dafür sorgen, dass Sie das, was Sie eben noch sagen wollten, nun vielleicht anders formulieren möchten. In dieser kurzen Zeitspanne kann Ihnen nämlich auffallen, dass die von Ihnen beabsichtigte Aussage gar nicht genau Ihren Bedürfnissen und Gefühlen entspricht und womöglich sogar verletzend sein konnte. Daher gilt immer: Keine kurzschlussartigen Äußerungen tätigen!

Erste Hilfe: Empathie

Wie bei vielen anderen Dingen gibt es auch bei der GFK eine Sache, die Sie immer sofort einsetzen können. Die Rede ist von dem Grundkern der gewaltfreien Kommunikation: die Empathie. Natürlich sollten Sie versuchen das ganze Gespräch über empathisch zu wirken und in Konfliktsituationen ist dies noch einmal besonders wichtig. Empathie heilt nämlich nicht nur, sie ist auch in der Lage, Situationen zu entschärfen.

Wenn man von Empathie im heilenden Sinn spricht, so kann dies mitunter bewirken, dass Sie Ihre Welt mit neuen Augen sehen. Wenn Sie Empathie anwenden, hören Sie der anderen Person zu, ohne diese zu verurteilen oder sogar verformen zu wollen.

Sie erfahren dadurch, wie sich Ihr Gegenüber fühlt, was dessen Bedürfnisse und Gedankengänge sein könnten und sind dadurch besser in der Lage, angemessen zu reagieren. Umgekehrt bedeutet dies natürlich ebenso, dass die andere Person sich verstanden und ernst genommen fühlt. Ihr Gesprächspartner wird sich so viel schneller zurechtfinden.

Hören Sie zunächst der anderen Person immer aufmerksam zu und fragen Sie nicht sofort, was Sie tun können. Zuhören wird oftmals unterschätzt, ist in manchen Situationen aber genau das, was andere Menschen benötigen. Vielleicht befinden Sie sich auch in einer hitzigen Situation, sind aufgebracht oder wütend.

Beim Anwenden von Empathie kann Ihr Groll oder Ihr Ärger sehr schnell minimiert werden, wenn Sie sich nur die Bedürfnisse und Emotionen der Beteiligten vor Augen führen. Achten Sie bei dieser „Ersten Hilfe“ jedoch nicht auf „Machtverhältnisse“.

Auch wenn Ihr Gegenüber sich vielleicht in einer höheren Position befindet als Sie, so hat er es dennoch, wie jeder andere verdient, Empathie zu erhalten. Je mehr Sie sich außerdem in andere Personen hineinfühlen, desto sicherer werden Sie selbst. Gestatten Sie beiden Seiten, sich und Ihrem Gegenüber, verletzlich zu sein, denn auch dadurch zeichnet sich Empathie aus.

Setzen Sie daher immer von Anfang an Empathie ein, um einen viel besseren Gesprächsstart zu haben.

Sollten Sie erst „mittendrin" damit beginnen, sind vielleicht schon Aussagen gefallen, die Sie schon sehr bald bereuen werden. Doch wie bereits beschrieben, kann Empathie neben dem Heilen auch Entschärfen. Sicher haben Sie schon einmal davon gehört, dass manche Situationen derartig ausarten, dass es sogar zu Gewaltübergriffen führt.

Gewaltübergriffe rühren meistens daher, dass Menschen unter enormen Stress stehen und Ihre Gefühle nicht anders kanalisieren können. Das Resultat dabei kann das Anwenden von Gewalt sein (in diesem Sinn vor allem körperlicher Natur).

Bringt man diesen Menschen von Anfang an Empathie entgegen, so kann dadurch die potenzielle Gewalt abgemildert werden. Vielleicht mag dies für Sie kurz etwas ungläubig erscheinen, denn wie sollte Empathie zu so etwas in der Lage sein? Tatsächlich berichtet aber Rosenberg selbst in seinem Buch von Vorfällen, bei denen gewalttätige Überfälle und brenzlige Situationen mithilfe von Empathie entschärft werden konnten, sodass es zu keinen Verletzungen kam.

Denn wie Sie bereits wissen, heilt Empathie. Bieten Sie einer Person in einer brenzligen Situation sofort Empathie an, so wirkt dies deeskalierend. Ihr Gegenüber fühlt sich vielleicht seit Langem endlich ernst genommen oder hatte bisher den Eindruck, dass niemand ihm wirklich helfen kann.

Wenn Sie solchen Menschen zeigen, dass Sie bereit sind, auf sie zuzugehen, sich mit ihnen auseinanderzusetzen und vielleicht auch zuzuhören, baut dies enormen Stress ab. Sie schaffen dadurch wertvolle Sekunden, in denen die andere Person ihr geplantes Handeln noch einmal überdenken kann. Vielleicht braucht es eine gewisse Zeit, ehe andere Menschen sich Ihnen bei solchen Situationen öffnen, doch verzagen Sie dadurch nicht. Wenn Sie immer weiter dabeibleiben und Empathie anbieten, wird sich Ihr Gegenüber früher oder später öffnen und die potenzielle Gefahr kann gebannt werden.

Achten Sie dabei besonders auf die Dinge, die Sie bereits über das Anwenden von Empathie wissen! Schenken Sie Bedürfnissen und Gefühlen daher besondere Aufmerksamkeit und versuchen Sie diese aufzunehmen und zu reflektieren. Empathie kann allerdings auch in einer ganz anderen Situation als „Ersthilfe“ eingesetzt werden. Die Rede ist dabei von einer Wiederbelebung eines leerlaufenden Gesprächs.

Stellen Sie sich beispielsweise vor, dass Sie sich mit einer Person in einer Unterhaltung befinden, die sehr viel und lang redet. Schon seit einiger Zeit sind Sie nicht mehr zu Wort gekommen. Langsam hat es für Sie sogar den Anschein, dass dieses Gespräch sich mehr und mehr in einen schier endlosen Monolog entwickelt.

Je mehr Ihr Gegenüber spricht, desto lustloser werden Sie und das Gespräch verliert verständlicherweise immer mehr an Leben. Die Verbindung zu den Gefühlen und Bedürfnissen schwindet für Sie immer weiter. Wenn Personen reden, die sich eigentlich gar nicht bewusst gemacht haben, was genau Sie fühlen und benötigen, entsteht meist eine solch frustrierende Situation.

Nun heißt es für Sie: handeln! Warten Sie damit nicht zu lang, denn sonst verschlimmert sich die Lage immer mehr. Auch wenn es Ihnen vielleicht unhöflich erscheint, so sollten Sie Ihren Gesprächspartner an solch einer Stelle unterbrechen. Dies geschieht natürlich nicht aus der Absicht heraus, dass Sie selbst zu Wort kommen möchten. Vielmehr möchten Sie versuchen, Ihrem Gesprächspartner zu helfen, wieder die Energie, die Gefühle und die Bedürfnisse hinter den Worten zu entdecken.

Gehen Sie dabei direkt auf die Gefühle ein, die Sie bei den Erzählungen der anderen Person verspürt haben.

Was genau wurde in Ihnen ausgelöst? Wie glauben Sie, fühlt sich Ihr Gegenüber bei der Schilderung? Sprechen Sie diese Bedürfnisse und Gefühle direkt an, denn so können Sie das Gespräch vielleicht noch retten. Natürlich können Sie auch ganz ehrlich sein. Schließlich haben auch Sie Bedürfnisse und sind nicht verpflichtet, sich ellenlange Monologe anzuhören, ohne dabei selbst auf ihre Empfindungen eingehen zu können.

Daher können Sie direkt sagen, dass Sie sich in dieser Hinsicht vernachlässigt fühlen. Formulieren Sie dies beispielsweise so, dass Sie Ihr Bedürfnis nach einer anderen Art des Gespräches zum Ausdruck bringen. „Entschuldigen Sie, aber ich würde gern mehr Kontakt zu Ihnen aufbauen, aber das ist durch die Art unseres Gespräches gerade nicht möglich.“. Erkundigen Sie sich daraufhin gleich, ob die Bedürfnisse des anderen bisher erfüllt werden konnten und wenn ja, welche dies sind.

So erhalten Sie die Möglichkeit, über das Gespräch kurz zu reflektieren und vielleicht erhält Ihr Gegenüber sogar die Einsicht, dass auch dessen Bedürfnisse nicht erfüllt werden konnten. Fest steht dabei: Sie sollten über Ihre und auch die Bedürfnisse anderer reden. Wer schweigt, kann auch nichts verändern. Wenden Sie daher immer sofort Empathie an, um eine angenehme Grundlage und Situation schaffen zu können.

Mut zur Klärung

Konflikte und Auseinandersetzungen sind wichtig. Noch wichtiger dabei ist das klärende Gespräch danach. Andernfalls baut sich Frust auf, der nur negative Folgen nach sich zieht.

In den folgenden Kapiteln lesen Sie, wie Sie in solchen Gesprächen am besten vorgehen und auf welche Aspekte Sie dabei achten sollten.

Was tun, wenn es unangenehm wird?

Auch wenn Sie möglicherweise Bedenken über das Gespräch nach einem Konflikt haben, überwinden Sie sich! Egal wie sehr Ihre Gedanken Ihnen Szenarien von unangenehmen und peinlichen Situationen vorspielen, stellen Sie sich dem klärenden Gespräch.

Um optimal in solch eine Unterhaltung einsteigen zu können, sollten Sie sich zunächst die Frage stellen, wofür Sie selbst genau verantwortlich sind. Die Fähigkeit, im menschlichen Miteinander zu bestehen und nicht „unterzugehen" erlernt man von Kindesbeinen an. Allerdings ist es Ihnen vielleicht schon einmal aufgefallen, dass man dabei ab und zu über manche dieser angelernten „Regeln" stolpert.

Dabei ist es Ihnen durchaus gestattet, diese zu hinterfragen. Beispielsweise werden manche Dinge dem Menschen suggeriert, die an sich nicht ganz der Realität entsprechen. Die Rede dabei ist beispielsweise von der Illusion, dass man für die Gefühle anderer verantwortlich sei. Entspricht dies tatsächlich der Wahrheit? Nicht ganz. Vielmehr findet hier höchstwahrscheinlich eine Verwechslung statt. Wie beim Gespräch, wo beispielsweise Gedanken und Gefühle schnell miteinander verwechselt werden können, so kann dies in solch einem Fall genauso geschehen.

Der Auslöser (also das, was sinnlich wahrgenommen wird) und die Ursache (entspricht den Bedürfnissen und Gedanken) werden häufig mit Gefühlen verwechselt. Daraus resultieren häufig verwirrende und scheinbar schwer lösbare Beziehungsgeflecht, vor dessen genauer Betrachtung sich viele Menschen fürchten.

Wenn Sie jedoch bewusst darüber nachdenken, wofür genau Sie in zwischenmenschlichen Beziehungen die Verantwortung tragen, dann wird Ihnen dieses scheinbar dicke und verworrene Beziehungsnetz nicht mehr ganz so „bedrohlich" erscheinen.

Werden Sie sich daher darüber im Klaren, dass Sie nur für das die Verantwortung tragen, worüber Sie entscheiden bzw. worüber Sie die Kontrolle besitzen.

Dadurch haben Sie bereits einen enormen Schritt in die richtige Richtung getan. Das bedeutet also im Klartext, dass Sie nur dann für die Gefühle von anderen Menschen verantwortlich sein können, wenn Sie auch die „Kontrolle" über diese hatten. Gefühle anderer Personen, die durch etwas ausgelöst wurden, was gar nicht in Ihrer Macht stand, können dementsprechend nicht unter Ihrer Verantwortung stehen.

Ganz ähnlich verhält es sich logischerweise mit den Entscheidungen anderer Menschen. Niemand kann fremde Entscheidungen bestimmen. Haben Sie beispielsweise die Kontrolle darüber, ob jemand raucht oder ob jemand vegetarisch lebt? Dies alles sind Entschlüsse, die außerhalb Ihres Machtbereiches stehen.

Natürlich können Sie bei gewissen Menschen und bestimmten Situationen teilweise Einfluss nehmen, doch die wirkliche Entscheidungsgewalt steht nach wie vor bei der anderen Person. Denken Sie immer an diesen Grundsatz, wenn Sie ein klärendes Konfliktgespräch führen möchten. Um sich wirklich sicher zu sein, für welche Dinge Sie nun genau verantwortlich sind und für welche nicht, können Sie die folgende Checkliste zu Rate ziehen.

Die Existenz Ihrer spontanen Gefühle sowie Bedürfnisse.

Darunter zählt auch der erste Gedanke, den Sie zu einer bestimmten Situation haben. Klar ist: NEIN, dafür sind Sie nicht verantwortlich.

Das, was Sie aus den entstandenen spontanen Gefühlen machen.

Dabei sind vor allem Ihre weiteren Gedanken, Ihre Ziele und Absichten und die daraus resultierenden Handlungen gemeint. Hier gilt: JA, dafür sind Sie verantwortlich.

Die Reaktionen anderer.

Auch wenn Sie es vielleicht anders vermuten, aber: NEIN, dafür sind Sie nicht verantwortlich. Es liegt immerhin nicht unter Ihrem „Kontrollbereich“ wie eine andere Person auf etwas Bestimmtes reagieren wird. Darauf haben Sie nicht einmal Einfluss.

Ihre Reaktion auf die Reaktion eines anderen Menschen.

JA, Sie sind dafür verantwortlich. Logisch, da Sie schließlich basierend auf Ihren Gedanken, Gefühlen und Empfindungen in irgendeiner Art und Weise auf die Reaktionen anderer Menschen reagieren.

Was genau versteckt sich nun aber hinter diesen Bestandteilen der Checkliste?

Zuallererst geht es um die spontanen Gefühle, erste Gedanken und Bedürfnisse. Bedürfnisse sowie spontane Gefühle werden ausgelöst, indem Sie etwas sinnlich wahrnehmen. Dadurch wird dies zum Fakt und lässt sich nicht mehr abändern. Darüber haben Sie keine Kontrolle, da dies alles im Bruchteil einer Sekunde stattfindet.

Genauso wenig Kontrolle haben Sie über die Entstehung Ihres ersten Gedankens. Wie das sinnliche Wahrnehmen ist auch dieser sehr spontan und entsteht in Sekundenschnelle. Er taucht einfach auf, ohne dass Sie viel darüber nachdenken können.

Man könnte sogar so weit gehen und behaupten, dass dies die ehrlichsten Gedanken in Ihnen sind, da Sie direkt Ihre wahren Eindrücke widerspiegeln, ohne dass Sie darauf Einfluss nehmen können.

Der Moment danach, wenn sich Ihre Ziele, Absichten und Handlungen abzeichnen, auf diesen haben Sie wiederum Einfluss. Immerhin haben Sie nun „Material“ (Eindrücke, spontane Gedanken, usw.), das Sie überdenken und gewissermaßen auch analysieren können.

Dafür haben Sie die Verantwortung, denn Sie können diese blitzschnell entstandenen Gedanken beispielsweise weiter „spinnen“, also intensiver darüber nachdenken oder gewisse Absichten und Ziele entwickeln. Sie können nun auch entscheiden, wie viel Energie und Ausdauer Sie in diese investieren möchten. Prüfen Sie außerdem, was Ihr Anteil an der ganzen Situation ist. Ein großer Bereich, über den Sie keine Kontrolle haben ist der Bereich der Reaktionen anderer Menschen. Sie können nicht darüber entscheiden, wie andere Personen auf Dinge reagieren und dementsprechend Aussagen tätigen. Dies liegt ganz im Handlungsbereich des anderen Menschen.

Versuchen Sie beispielsweise ein konstruktives Gespräch zu führen, in dem auch Kritik an Ihrem Gegenüber enthalten ist, so kann es leider auch passieren, dass die andere Person nur die Kritik heraushört. Auf diese Reaktion haben Sie allerdings keinerlei Einfluss und konnten Sie natürlich auch nicht vorhersehen.

Anders verhält es sich verständlicherweise mit Ihrer eigenen Reaktion auf die Reaktion anderer Menschen. Einerseits können Sie beispielsweise innerlich ein moralisches Urteil vornehmen. Vielleicht konnten Sie sogar ein wenig mit der entsprechenden Situation rechnen, weil Sie die andere Person zum Beispiel schon eine Weile kennen.

Mit solch einer Reaktion verlassen Sie allerdings die Augenhöhe und Ihre Chancen, ein konstruktives und empathisches Gespräch fortsetzen zu können, werden immer geringer. Aus solch einem Standpunkt heraus können Sie auch nicht dem Bestreben nach Wertschätzung und Respekt weiter nachkommen.

Die Beziehung zur anderen Person verschlechtert sich demnach in Sekundenschnelle, wenn Sie diese Option der Reaktion wählen.

Vermeiden Sie daher dieses innere moralische Urteil und bleiben Sie weiterhin auf dem empathischen Weg, auch wenn die Reaktion Ihres Gegenüber Ihnen vielleicht nicht gefallen hat. Durch diese Entscheidung haben Sie nämlich nun die Möglichkeit, mit Ihrem Gesprächspartner Lösungsideen zu entwickeln.

Der Ton macht die Musik

Sie wissen nun, woran Sie sind bzw. wofür Sie in einem Konflikt verantwortlich sein können und wofür nicht. Dieses Wissen kann in einem Klärungsgespräch Gold wert sein. Im Folgenden Abschnitt möchte ich Ihnen zeigen, wie Sie sich optimal auf ein solches Gespräch im Sinne der GFK vorbereiten können. Wichtig sei vorher anzumerken, dass ein lösendes Konfliktgespräch keinesfalls in einem „Rutsch" ablaufen muss. Sie dürfen in jeder Situation stoppen und müssen sich keinesfalls gehetzt fühlen. Gehen Sie solch ein Gespräch also lieber in Etappen an, anstatt gleich das große Ganze klären zu wollen.

Wie bei vielen anderen Dingen im Leben auch, ist bei einem Lösungsgespräch die Planung ein enorm wichtiger Schritt.

Ihre persönliche Vorbereitung findet auf mentaler wie auch auf emotionaler Ebene statt. Das Hauptziel dieser Organisation ist es natürlich, eine Haltung zu erlangen, die ergebnisoffen ist und damit eine grundlegende Voraussetzung für Konfliktbewältigung bildet. Beachten Sie dabei die folgenden vier Schritte:

I. Das innere „Urteilstheater" willkommen heißen.

Auch wenn Sie sich nun vielleicht wundern, da dieses anfänglich als nicht gerade positiv bewertet wurde, so spielt es doch hier wieder eine tragende Rolle. Natürlich ist damit nicht gemeint, dass Sie sich auf Ihre inneren moralischen Urteile einlassen sollen!

Konflikte werden meist erst durch eben jenes „Urteilstheater" ausgelöst (siehe Kapitel „Der Richter in Ihrem Kopf"). Viele Gedanken, Gefühle und Bewertungen befinden sich nun in Ihrem Kopf, doch dies können Sie für sich nutzen.

Versuchen Sie, gedanklich einen Schritt zurück zu treten und dieses „Urteilstheater“ in Ihnen aus einer gewissen Distanz zu betrachten. Versuchen Sie mit einem Blick von oben herauszufinden, was all diese Emotionen und Eindrücke Ihnen vermitteln möchten.

Sie können erhebliche Kraft aus Ihren entstandenen Gefühlen (beispielsweise Wut, Frust, usw.) schöpfen. Denken Sie dabei auch weiterhin daran, all Ihre Emotionen ernst zu nehmen, denn sonst übersehen Sie womöglich noch ein wichtiges Detail. Setzen Sie sich keinesfalls unter Druck und unterdrücken Sie natürlich auch nicht Ihre Gefühle! Nutzen Sie sie viel lieber und lernen aus ihnen.

II. Geben Sie sich selbst Empathie

Beginnen Sie zunächst, sich selbst zu verstehen, die eigenen Beweggründe usw. nachzuvollziehen. Sie brauchen dies, um eventuelle Feindbilder abzubauen. Dabei ist es unerheblich, ob dieses Feindbild auf Sie selbst oder eine bzw. mehrere andere Personen bezogen ist.

Wenn Sie merken, dass Sie allein nicht dazu imstande sind, können Sie eine weitere Person hinzuziehen, der Sie vertrauen bzw. bei der Sie sich sicher sind, dass Sie sich dieser gegenüber öffnen können.

Ob nun allein oder mit einem anderen Menschen: Gehen Sie Ihren Urteilen auf den Grund. Ergründen Sie, welche Gefühle und Bedürfnisse dahinterstehen und vor allem wie wichtig Sie diese einstufen würden. Achten Sie auch hier darauf, die Urteile strikt von den Beobachtungen zu trennen. Sollten Sie dazu nicht in der Lage sein, steckt womöglich noch irgendwo ein Gefühl in Ihnen, dem Sie sich noch nicht gewidmet haben.

Wie Sie bereits wissen, können Sie nur Empathie für andere aufbringen, wenn Sie selbst genügend Empathie erhalten haben. Lassen Sie sich bei diesem Teil der Vorbereitung jedoch so viel Zeit, wie nötig. Sie müssen sich keinesfalls gehetzt fühlen, denn sonst können Sie nicht vollständig zum nächsten Schritt übergehen.

III. Geben Sie Empathie an andere

Entwickeln Sie Gedanken drüber, was Ihr jeweiliger Gesprächspartner im Konfliktgespräch fühlen könnte oder was er benötigt. Um dies herauszufinden, können Sie sich unter anderem in die jeweilige Person hineinfühlen und sich bestimmte Situationen aus deren Sicht vorstellen. Sollte Ihnen das nicht ganz gelingen wollen, so können Sie, wie beim vorherigen Schritt, auch eine weitere Person zur Hilfe hinzuziehen. Lösen Sie dieses Problem beispielsweise durch ein Rollenspiel, in dem die jeweiligen Gedanken und Gefühle Ihres Gesprächspartners thematisiert werden sollen.

Wenn die Person, mit der Sie das Konfliktgespräch führen/ führen werden, derartig spricht, so ist Empathie ganz besonders wichtig. Unterschätzen Sie daher nicht den Einfluss, den dieser Faktor auf Ihr Gespräch ausübt.

Gern können Sie vor dem Gespräch manche Fähigkeiten üben, die Sie dann später sicherlich benötigen werden. So können Sie sich viel besser auf die jeweiligen Situationen einstellen. Auch dies können Sie gern in einem Rollenspiel tun. Gehen Sie dabei beispielsweise so vor, dass Ihr Rollenspielpartner Antworten gibt, die aus dessen Sicht die größte Herausforderung für Sie darstellen. Versuchen Sie dann darauf empathisch zu reagieren.

Während solch eines Rollenspiels können Sie sich ebenfalls darin üben, Ihre inneren Urteile und Bewertungen außen vorzulassen und auf Gefühle und Bedürfnisse zu achten.

IV. Den eigenen Anteil wahrnehmen

Als letzter Punkt der Vorbereitung steht die Beleuchtung des eigenen Anteils an der jeweiligen Situation. Klärende Fragen wie beispielsweise „Was haben Sie selbst zur Situation beigetragen?“, „Was haben Sie getan, das eventuell Einfluss auf das Verhalten des anderen hatte?“.

Sich darüber bewusst zu werden, was Sie zu der jeweiligen Situation beigetragen haben, ist ein wichtiger Schritt. Vielleicht werden Sie dabei auch auf einige unangenehme Dinge aufmerksam, die Sie vielleicht gesagt oder getan haben. Aber dies ist sehr positiv! Wenn Sie wissen, dass Sie etwas getan haben, was Ihnen eigentlich selbst missfällt, so können Sie dies im späteren Gespräch gern anbringen. Ihr Gegenüber wird solche Äußerungen als Zeichen Ihres guten Willens verstehen.

Werden Sie sich Ihrer eigenen Rolle genau bewusst und versuchen Sie dabei auch, Ihre jeweiligen Gefühle zu der Situation wahrzunehmen und zu verstehen.

Haben Sie dies getan und sind sich sicher, dass Sie sich selbst und die andere Person ernst nehmen können, so können Sie in das Gespräch starten.

Ihr Leitfaden für Konfliktgespräche

Durch das vorherige Kapitel haben Sie nun erfahren, welche Grundvoraussetzungen bei Ihnen herrschen müssen, um in ein konstruktives Lösungsgespräch einsteigen zu können. Woran Sie sich in solch einem Fall konkret halten können, möchte ich Ihnen jetzt zeigen.

Vielleicht kommen Ihnen kurz vor dem Gespräch Zweifel. Sie werden angespannt oder aufgeregt oder fühlen sich der kommenden Klärung plötzlich nicht mehr gewachsen? Dies ist natürlich nicht verwerflich, doch ändern Sie nicht Ihre Meinung zur Führung des Gesprächs!

Falls Sie sich so fühlen, nehmen Sie sich vorher ein wenig Zeit für sich und konzentrieren sich darauf, was Sie durch das Gespräch erreichen können. Setzen Sie sich aber nicht unter Druck und stellen keine zu hohen Erwartungen an sich selbst. Im Gespräch selbst können Sie sich an dem folgenden Leitfaden orientieren:

I. Der Einstieg

- Festlegen des Rahmens
- Was ist das Ziel und der Anlass?
- Besprechen der Vorgehensweise

II. Die Klärung

- Die unterschiedlichen Sichtweisen
- Sprechen über die Gefühle und Bedürfnisse

- Entschleunigung des Gesprächs

III. Die möglichen Lösungen

- Welche Wünsche, Ideen und Vorschläge gibt es?
- Treffen Sie Vereinbarungen

IV. Der Abschluss

- Klärung der Vollständigkeit
- Einen positiven Ausgang finden

Damit Sie all diese Punkte noch besser verstehen können, werde ich diese nun etwas näher erläutern.

Der Einstieg

Festlegen des Rahmens

Dabei ist gemeint, dass Sie einen geeigneten Raum (vorzugsweise störungsfrei) auswählen. Wenn dieser möglichst hell und auch gut belüftet ist, trägt dies bereits zu einer angenehmeren Atmosphäre bei. Halten Sie ein solches Gespräch außerdem nicht im Stehen ab, sondern setzen Sie sich. Dabei empfiehlt es sich, wenn Sie und Ihr Gesprächspartner im Winkel zueinander sitzen anstatt gegenüber. Andernfalls hat dies einen leicht konfrontativen Charakter.

Haben Sie einen Ort, müssen Sie natürlich auch den zeitlichen Rahmen bestimmen. Fragen Sie sich dafür, ob es ein offenes oder ein festes Ende geben soll. Im Falle eines festen Endes ist vor allem gemeint, dass Sie sich einen Zeitpunkt suchen, zu dem das Gespräch spätestens zum Ende gebracht werden sollte. Auch sollten Sie bedenken, ob eventuelle Pausen gemacht werden sollten oder ob es für beide Parteien in Ordnung ist, bei einem festen Ende das Gespräch abzubrechen.

Was ist das Ziel und der Anlass?

Diese beiden Fragen sprechen bereits für sich. Beachten Sie allerdings ebenfalls Fragestellungen wie „Was genau soll am Ende Positives herauskommen?“ und „Welche Themen sind vorrangig?“. Werden Sie sich außer dem darüber im Klaren, was keinesfalls während des Gesprächs passieren darf.

Besprechen der Vorgehensweise

Zunächst sollten Sie gemeinsam den Ablaufplan bestimmen. Dies beinhaltet beispielsweise, dass Sie klären, wer anfängt. Klären Sie ebenfalls vorher ab, ob die beteiligten Personen dazu bereit sind, die Aussagen der anderen wahrzunehmen und auch widerzuspiegeln, selbst wenn diese nicht mit ihren Sichtweisen übereinstimmen sollten.

Wichtig ist hierbei ebenfalls, das Abklären gewisser „Spielregeln". Das mag für Sie vielleicht zunächst ein wenig merkwürdig klingen, ist jedoch von erheblicher Bedeutung Stellen Sie sich daher vorher die Frage, wie Sie miteinander streiten. Streiten Sie beispielsweise eher orientiert an Fakten, auch mit Bezug auf Bedürfnisse und Gefühle oder mittels Ich-Botschaften?

Legen Sie auch klar fest, dass keine Beleidigungen ausgesprochen werden sollten.

Auch wenn dies für Sie selbstverständlich sein sollte, so ist es dennoch wichtig dies als Regel ausgesprochen zu haben. Vereinbaren Sie außerdem, dass Sie sich beim Konfliktlösen gegenseitig unterstützen werden und dass eine gewisse Vertraulichkeit herrscht. Auch sollten Sie vorher anmerken, dass es keinem Beteiligten gestattet ist, sich einfach aus dem Konflikt zurückzuziehen, denn dies ist keine Lösung.

Gern können Sie ebenfalls vereinbaren, dass Sie sich Hilfe bei einer weiteren Person suchen, falls Sie nach einer gewissen Zeit immer noch nicht zu einer annehmbaren Lösung kommen sollten. Wenn Sie so etwas besprechen wollen, können Sie bereits zu diesem Zeitpunkt Vorschläge äußern, wer diese Person sein könnte und welche Rolle diese übernehmen würde (Moderator, Freund, ...).

Auch können Sie mit Ihrem Gesprächspartner eine Vereinbarung treffen, die besagt, dass Sie sich im Gespräch einmal kurz Zeit nehmen und sich aus der Vogelperspektive heraus bzw. von außen betrachten und darüber reden, wie das Gespräch verläuft.

Die Klärung

Unterschiedliche Sichtweisen

Es ist wichtig, dass Sie beide Sichtweisen der beteiligten Personen wahrnehmen. Denn keine von Ihnen ist falsch und hat ein Recht darauf, beachtet zu werden. Achten Sie hierbei auch darauf, ob Wertungen in die Beobachtungen miteingebunden werden. Aber keine Angst davor: Solche Wertungen sind nur Ausdruck von Bedürfnissen und Gefühlen. Geben Sie auch Ihre eigenen Beobachtungen preis und spielen Sie mit offenen Karten. Halten Sie nichts zurück, sondern nutzen Sie das Gespräch, um wirklich ehrlich miteinander zu sprechen.

Sprechen über die Gefühle und Bedürfnisse

Wichtig beim Thema Gefühle und Bedürfnisse ist, diese zu klären. Vielleicht verläuft das Gespräch anders, als Sie es erwartet bzw. im Rollenspiel „geübt" haben. Lassen Sie sich davon nicht abschrecken und bleiben Sie präsent. Damit ist gemeint, dass Ihnen während des Gesprächs weitere Gefühle und/ oder Bedürfnisse klar werden können.

Bleiben Sie auch hier stets empathisch und wenden Sie bei Bedarf Selbstempathie an. Es ist wichtig, dass Sie an Ihrem gegenüber immer interessiert bleiben und dies zeigen.

Versuchen Sie, so gut es Ihnen möglich ist die Sichtweise des anderen zu verstehen, sodass dieser sich ernst genommen fühlt. Schließlich sind Sie ebenso wie Ihr Gesprächspartner an der Erfüllung von Bedürfnissen beider Seiten interessiert. Sollten Sie bei Ihrem Gegenüber mehrere Bedürfnisse entdecken, so entscheiden Sie, welches oberste Priorität verdient. Nehmen Sie sich für diese Phase so viel Zeit, wie Sie benötigen, denn niemand hetzt Sie. Bleiben Sie außerdem jedem Ergebnis offen gegenüber und versuchen Sie, neue Lösungsstrategien zu finden.

Entschleunigung des Gesprächs

Sie sollten einen Konflikt anhand Ihrer Empathie- und Konfliktmanagementkompetenzen lösen, nicht anhand der Geschwindigkeit. Denn wer hetzt, wird irgendeinen wichtigen Punkt mit Sicherheit übergehen. Scheuen Sie sich dabei auch nicht davor, Pausen einzulegen. Wenn Sie das Gefühl haben sollten, dass Sie langsam, aber sicher überfordert werden, dann nehmen Sie eine kurze Auszeit. Dafür wird Sie keiner verdammen und es kann sogar einen anderen Blick auf die ganze Situation ermöglichen. Dies kann sogar einen anderen Blick auf die ganze Situation ermöglichen.

Wer nicht ganze Pausen einlegen möchte, kann auch um Gesprächsunterbrechungen bitten. Bleiben Sie dabei natürlich immer empathisch und aufrichtig.

Eine Zwischenzusammenfassung der Bedürfnisse der beteiligten Personen kann ebenfalls helfen und Ihnen die Möglichkeit geben, sich neu zu sortieren. Dabei können Sie gleichzeitig die bisher erreichten Zwischenerfolge würdigen und reflektieren.

Die möglichen Lösungen

Welche Wünsche, Ideen und Vorschläge gibt es?

Holen Sie Wünsche, Bitten sowie Lösungsideen ein. Beide Seiten sollten dabei die aufgestellten Bedürfnisse berücksichtigen.

Überprüfen Sie anschließend gemeinsam, ob die von Ihnen aufgestellten Bedürfnisse erfüllt werden. Auf dieser Grundlage können Sie danach versuchen eine Lösung zu finden. Diese muss nicht zwingend perfekt sein, wichtig ist, dass Sie im Toleranzbereich der beteiligten Personen liegt. Allerdings sollten Sie dennoch versuchen, die bestmöglichste Lösung für beide Beteiligten zu finden. Wenn Sie sich selbst anlügen bezüglich von Lösungen und Kompromissen, dann ist dies nicht optimal. So werden Sie dem Konflikt sonst immer wieder neu begegnen müssen.

Treffen Sie Vereinbarungen

Vereinbarungen können Sie entweder auf schriftlichem oder mündlichem Wege treffen. Egal, für welche Variante Sie sich entscheiden, die folgenden Punkte gelten für beide Optionen.

Sprechen Sie darüber, was konkret vereinbart wurde, vor allem darüber, inwiefern dies messbar ist. Gehen Sie danach dazu über, wer welche Vereinbarung ausführt und wann. Klären Sie außerdem, wie „geprüft“ werden soll, dass diese aufgestellten Vereinbarungen eingehalten werden. Welche Person soll dies eventuell übernehmen und wie soll dies umgesetzt werden?

Zählen Sie die Konsequenzen auf, falls die Abmachungen nicht eingehalten werden sollten. Beispielsweise könnten Sie eine unterstützende Person hinzuziehen, falls dieser Fall eintreten sollte.

Haben Sie erst einmal gemeinsam geklärt, wie Sie zu den jeweiligen Themen verbleiben, so können Sie zum nächsten Thema übergehen. Falls Sie kein Thema mehr haben, dass Sie besprechen müssen, dann können Sie zur letzten Phase übergehen.

Der Abschluss

Klärung der Vollständigkeit

Es ist wichtig, dass Sie sicherstellen, dass alle Aspekte besprochen wurden. Denken Sie dabei noch einmal darüber nach, ob sich nicht vielleicht während des Gesprächs neue Themen ergeben haben, die noch nicht ausreichend behandelt wurden. Es sollten keine wesentlichen Dinge verschwiegen bzw. nicht angesprochen werden. Fragen Sie abschließend auch gern bei Ihrem Gesprächspartner nach, ob dieser noch ein Thema besprechen möchte. So können Sie sicher gehen, dass tatsächlich alles behandelt wurde, was einer Klärung bedurfte.

Einen positiven Ausgang finden

Nach all diesen „Strapazen“ haben Sie es nun verdient, zu feiern. Tun Sie das gern mit dem Gesprächspartner zusammen und würdigen Sie gemeinsam, was Sie zur Lösung des Konflikts geleistet haben.

Dies ist vor allem dann wichtig, wenn es zwischendurch zu einer Unterbrechung kam, weil beispielsweise einige Bedürfnisse nicht gänzlich geklärt werden konnten oder Sie keine zufriedenstellende Lösung finden konnten. In solch einer Situation fühlt es sich viel besser an, wenn Sie im Positiven auseinander gehen, denn dann gelingt der Start für das an schließende Gespräch viel leichter. Sollten Sie aber zu einem zufriedenstellenden Ergebnis gelangt sein, so haben Sie sich das Feiern und Freuen über diesen Ausgang erst recht verdient. Manchmal ist ein Machtwort notwendig

Vielleicht halten Sie selbst eine Führungsposition inne und wissen, dass sich das folgende manchmal nicht ganz vermeiden lässt. In manchen Situationen ist die Ausübung von Macht notwendig, auch wenn dies nicht unbedingt zu Ihrer Stimmung passt. In diesem Kapitel möchte ich Ihnen zeigen, auf welche Arten Macht ausgeübt werden kann und welche Folgen dies jeweils nach sich ziehen kann.

Dabei ist es wichtig, dass Sie wissen, dass es gewissermaßen zwei Arten von Macht gibt: Die beschützende sowie die bestrafende Art.

Bei der beschützenden Machtanwendung geht es vor allem darum, Ungerechtigkeiten oder auch Verletzungen zu vermeiden. Bei der bestrafenden Art hingegen, steht im Mittelpunkt, dass Menschen für „Missetaten" leiden sollen (wobei diese sehr subjektiv sind).

Wie können Sie diese beiden nun unterscheiden? Wenn Sie beispielsweise ein Kind daran hindern, auf die Straße zu rennen (weil es vielleicht etwas gesehen hat oder ähnliches), dann wenden Sie Macht an, um zu beschützen. Bestrafende Machtausübung geht häufig einher mit psychischen oder auch körperlichen Angriffen oder die Androhungen dieser.

Macht als Schutz

Setzen Sie Macht aus diesem Grund ein, so fokussieren Sie sich auf das Leben bzw. die Rechte, die Sie schützen möchten. Dabei wird kein Urteil über eine Person oder deren Handeln abgegeben. Ihr Denken richtet sich nur darauf, dass Sie etwas bzw. jemanden vor einer Gefahr beschützen wollen. Am Beispiel des Kindes, welches auf die Straße läuft, würden Sie dieses schließlich nicht verurteilen. Beschützende Machtausübung geht nämlich davon aus, dass andere Menschen aus Unwissenheit handeln und sich dadurch selbst Schaden zufügen könnten.

Sie greifen dabei in gewisser Weise korrigierend ein und bilden die betroffene Person, anstatt sie zu bestrafen. Oftmals gehört zu dieser Unwissenheit, dass die Person sich nicht über die möglichen Handlungskonsequenzen im Klaren ist. Auch die Unkenntnis darüber, dass Bedürfnisse gestillt werden können, ohne dabei andere Menschen zu verletzten, kann eine Rolle spielen.

Macht als Bestrafung

Sicherlich wissen Sie, dass Strafaktionen vor allem darauf beruhen, dass Menschen, die „böse" oder „schlecht" gehandelt haben bestraft und dadurch zur Reue und Veränderung gebracht werden sollen.

Dabei werden Bestrafungen so lang durchgeführt, bis die betreffende Person das „falsche" Handeln erkennt und bereit ist, sich zu verändern. Allerdings bringt solch eine Art der Machtausübung meist nur Feindseligkeit hervor und es entsteht genau das Gegenteil des beabsichtigten Effekts, nämlich Widerstand. Bei dieser Form der Macht gibt es mehrere Arten.

Zum einen gibt es die körperliche Bestrafung beispielsweise durch Schläge. Dabei entsteht jedoch meistens einzig und allein Angst und es kann dadurch nie zu einer Einsicht kommen, selbst wenn eine Person tatsächlich „falsch" gehandelt haben sollte (was natürlich auch immer im Auge des Betrachters liegt!). Gewalt kann jedoch nie eine Lösung sein und ruft nur noch mehr Gewalt hervor! Neben der körperlichen Bestrafung existiert außerdem die abwertende Bestrafung.

Diese Bestrafungsart wird vor allem durch Vorwürfe gekennzeichnet. Menschen können so beispielsweise als „falsch" oder „unreif" abgestempelt werden, wenn sie sich nicht nach einer bestimmten Norm verhalten.

Dies kann mitunter soziale Auswirkungen haben, wenn andere Menschen Ihrem „Machtwort" vertrauen. Stempeln Sie daher eine Person entsprechend ab, kann es sein, dass auch andere Menschen Ihre Meinung annehmen und umsetzen. Des Weiteren ist eine Machtausübung durch das Einschränken von Vergünstigungen möglich.

Vor allem Eltern werden diese Art sicherlich kennen, wenn sie beispielsweise ein Fernsehverbot für ihr Kind verhängen, sollte es sich „falsch" verhalten haben. Aber nicht nur in der Kindererziehung kann diese Machtausübung vorkommen.

Auch im Berufsleben kann es zu solchen Bestrafungen kommen. Dabei ist die größte Bedrohung, dass wichtige Aspekte wie Zuwendung, Respekt oder bestimmte Privilegien geschmälert werden können.

Denken Sie jedoch immer daran: Strafen fordern einen gewissen Preis! Niemand möchte gerne bestraft werden, daher akzeptieren viele Menschen Dinge oder befolgen Anweisungen, ohne diese zu hinterfragen. Dabei wird allerdings auch die Aufmerksamkeit auf den eigentlichen Sinn dieser Dinge vermindert. Dabei wird allerdings die Aufmerksamkeit auf den eigentlichen Sinn dieser Handlung vermindert.

Man denkt nicht mehr über die tatsächliche Aktion nach, sondern darüber, wie man möglichst die Konsequenzen bei Nichteinhaltung umgehen kann. Handlungen, die demnach durch solche Strafen motiviert sind, werden niemals in dem vollen Maße ausgeführt werden können, wie nachvollzogene oder sogar freiwillige Tätigkeiten..

Klar muss Ihnen sein: Strafen haben ihre Grenzen. Egal wie oft und lang Sie Strafen einsetzen, Sie werden nicht immer das bekommen, was Sie brauchen.

Stellen Sie sich dazu zwei Fragen: Welche Handlung einer Person hätten Sie gern, wenn diese gerade etwas anderes tut? Warum hätten Sie es gern, dass diese Person sich so verhält? Vor allem durch die zweite Frage wird schnell deutlich, dass Sie möchten, dass andere Menschen etwas tun, was Ihnen wichtig ist. Was ist aber der anderen Person wichtig? Die Beweggründe hinter Ihrer eventuellen Bestrafung spielen eine entscheidende Rolle im Erkenntnisprozess.

Um nach der GFK zu handeln, sollten Sie auf bestrafende Machtausübungen verzichten, denn Sie verlieren dadurch den Kernpunkt schnell aus den Augen und in Ihrem Umfeld könnte sich Groll und Frust ansammeln. Le gen Sie viel mehr Wert auf die Autonomie des Einzelnen und gegenseitige Rücksichtnahme. Wenn Sie Ihre Wünsche bezüglich Handlungsänderungen konstruktiv vorbringen und dabei auch Ihre Gefühle und Bedürfnisse beschreiben, werden Sie viel eher zu Ergebnissen gelangen.

Wichtig dabei ist außerdem, dass jeder die Verantwortung für sein eigenes Handeln übernimmt und dass niemandes Wohlergehen über das eines anderen gestellt wird. Das Thema Machtausübung spielt natürlich nicht nur eine Rolle, wenn Sie sich selbst in einer „Machtposition“ befinden. Wenn Sie bei einer anderen Person diverse Machtausübungen, wie sie hier beschrieben wurden, entdecken, so müssen Sie keinesfalls untätig bleiben. Vielleicht sind Sie sogar selbst von diversen Bestrafungen oder ähnlichem betroffen.

In solch einem Fall gilt wieder: Empathie wirken und konstruktiv darüber reden. Beachten Sie dabei auch die Hinweise im Kapitel „Ihr Leitfaden für Konfliktgespräche“. Sie werden sehen, dass es viel bewirken kann, wenn man sich klar und empathisch ausdrückt und seine Bedürfnisse und Gefühle zur Sprache bringt.

Nicht nur eine Freude von kurzer Dauer

Manche Menschen, sind der Auffassung, dass die Lösung von Konflikten zwar für den Moment die Spannungen löst, doch dass dies nur für einen gewissen Zeitraum gilt. Nach einer Weile kochen manche Themen wieder hoch. Dem ist aber nicht so, wenn Sie die Konfliktlösung und die GFK richtig beherzigen und anwenden. Denn eine Lösung einer Auseinandersetzung kann tatsächlich von langer Dauer sein.

Um dies auch wirklich gewährleisten zu können, ist es wichtig, nach klärenden Gesprächen eine gewisse Nachbereitung durchzuführen. Damit schaffen Sie gleichzeitig einen „Schutz“ dagegen, dass genau dieses Thema wieder aufgerollt werden könnte und ebnen möglicherweise den Weg für weitere Konfliktlösungen.

Der erste Schritt der Nachbereitung ist das Auswerten des geschehenen Gesprächs. Idealerweise haben Sie bereits im Vorfeld etwas Zeit für diese Phase eingebaut Wichtig ist, dass die Nachbereitung unmittelbar oder nur kurze Zeit nach dem Gespräch stattfindet. Dadurch sind die Emotionen und Eindrücke noch viel präsenter und man kann sich an viele Dinge besser erinnern.

Warum genau ist solch eine Auswertung wichtig? Die Antwort liegt klar auf der Hand: Dadurch können Sie positiv aus Ihren Erfahrungen lernen und diese im nächsten Gespräch berücksichtigen und sich somit immer weiterentwickeln. Fragen Sie sich dabei ganz selbstkritisch, was Ihnen beispielsweise nicht ganz so gelungen ist oder was Sie nicht wie gewünscht umsetzen konnten.

Denken Sie auch darüber nach, was Ihr Gegenüber zum Beispiel getan oder gesagt hat, worüber Sie sich aufgeregt haben. Stellen Sie sich am besten eine Liste mit individuellen Fragen zusammen und beantworten Sie diese so gut Sie können.

Konzentrieren Sie sich nicht nur auf das Ergebnis des Gesprächs, sondern auch auf den Prozess, den Sie dafür durchlaufen haben.

Was können Sie daraus konkret lernen? Woran möchten Sie sich gern erinnern? Was möchten Sie vielleicht beim nächsten Mal anders machen?

Tappen Sie aber nicht in die Falle und zählen nur die negativen Aspekte auf. Berücksichtigen Sie genauso die positiven Seiten, denn diese geben Ihnen Kraft und Motivation, immer weiter an sich zu arbeiten. Lernen Sie sich darüber zu freuen, so erlangen Sie nebenbei noch mehr Selbstvertrauen. Wenn Sie sich so selbst stärken, werden Sie außerdem noch positiver und motivierter in das nächste Konfliktgespräch einsteigen. Je öfter Sie so etwas tun, desto leichter wird es Ihnen mit der Zeit fallen.

Dennoch sollten Sie natürlich nicht vergessen, auch Ihre weniger gelungenen Momente zu formulieren. Sind Sie vielleicht an einer Stelle ausfallend geworden oder ähnliches? Überlegen Sie sich, wie es überhaupt dazu kommen konnte und wie Sie beim nächsten Mal besser reagieren könnten.

Wer nimmt, muss auch geben können

Ein Sprichwort, dass Sie sicher bereits kennen. Doch so oft Sie es auch schon gehört haben mögen, es ist wahr, vor allem in Bezug auf die GFK. In dem diesem Kapitel möchte ich Ihnen zeigen, was Sie alles geben können und wie Sie das im Leben weiterbringt.

Ein Lächeln schadet nie

Wie Sie bereits am Anfang dieses Buches lesen konnten, ist es immer wichtig, sich aufrichtig zu zeigen. Damit einher geht, dass Sie eine gewisse Offenheit und vor allem positive Handlungssprache an den Tag legen. Mit Sprache öffnen Sie wortwörtlich Türen. Nutzen Sie Sprache, um einfühlsam den Kontakt zu anderen Menschen zu festigen.

Achten Sie daher darauf, dass Sie mittels Sprache Brücken anstatt Mauern bauen. Manchmal sagt man vielleicht Worte, die man in der Sekunde darauf bereits bereut oder man war sich der Wirkung des Gesagten gar nicht so bewusst.

Versuchen Sie daher, solche Kommunikationssperren zu umgehen, denn dadurch wird Ihnen der Kontakt nur erschwert.

Von diesen Sperren gibt es eine Vielzahl von Arten, von denen nun einige aufgezählt werden sollen:

Belehrung

Sie belehren Menschen, obwohl diese gar nicht ausdrücklich darum gebeten haben. Schnell wird solch eine Belehrung auch als etwas Negatives aufgefasst und Ihr Gesprächspartner wird sich Ihnen langsam, aber sicher verschließen, denn so wird er sich nicht komplett ernst genommen fühlen. Vermeiden Sie beispielsweise Sätze, die mit „Sie wissen doch, ..." beginnen.

Vorhalten von Vergangenem

Vergangen ist vergangen. Daher sollten Sie dies anderen Menschen nicht immer und immer wieder vorhalten, denn dies führt zu Ablehnung und Frust. Niemand wird sich darüber freuen, immer wieder gesagt zu bekommen, was man in der Vergangenheit nicht ganz „richtig" gemacht hat.

Trösten, Ablenkung und Beschwichtigung

Sätze wie „In einigen Wochen werden Sie das ganz anders sehen." zählen beispielsweise zu dieser Kategorie. Dies ist keine aussagekräftige Hilfe sondern „vertagt" das Problem nur.

Ungefragt Ratschläge erteilen

Ganz ähnlich wie die ungefragte Belehrung ist auch dies sehr hemmend für eine offene Kommunikation. Auch wenn Sie vielleicht einen Ratschlag parat haben, so halten Sie Ihn dennoch zurück. Fühlen Sie sich dazu erst aufgefordert, wenn Ihr Gesprächspartner explizit darum bittet.

Vergleiche anstellen

„Ich weiß, dass dies schlimm für Sie sein muss, aber es gibt noch weitaus tragischere Fälle.". Solch einen Satz möchte niemand hören, Sie sagen damit nichts aus und schüren nur Frustration bei Ihrem Gegenüber. Vor allem werden mit einem solchen Satz die Gefühle und Bedürfnisse Ihres Gesprächspartners als irrelevant abgestempelt.

Keine Wahl lassen und/oder die Verantwortung leugnen

Sie stellen damit Ihr Gegenüber vor vollendete Tatsachen. Eine solch unumstößliche Situation erweckt nur Enttäuschung und ebenfalls Frust. Sehen Sie daher von Aussagen wie „Wir haben dafür klare Anweisungen, die wir nicht so einfach ändern können." ab.

„Stempel aufdrücken"

Sie drücken einen Stempel anderen Menschen auf, wenn Sie Aussagen über Sie treffen, die Ihrer Meinung nach völlig zutreffen. Allerdings haben Sie dabei nur Ihre eigenen Ansichten berücksichtigt und stellen andere

Personen damit bloß. „Sie sind sehr uneinsichtig." wäre ein Beispiel, wenn Sie diese Aussage ohne jegliche Vorkenntnisse oder eine längere Unterhaltung mit dem Gesprächspartner treffen.

Entschuldigung, Fehlersuche und die Schuldzuweisung

Ausflüchte suchen und die Schuld an andere Parteien einfach weiterreichen, bringt niemandem etwas. Ihr Gegenüber erhält so lediglich das Gefühl, dass Sie wahrscheinlich nach einer möglichst schnellen Lösung der jeweiligen Situation suchen, ohne tief darüber nachzudenken. Vermeiden Sie es also die Schuld für etwas aufzunehmen, nur um danach Fehler bei Ihrem Gesprächspartner zu suchen und ihn so zum Schuldeingeständnis zu zwingen.

Was all diese Formulierungen gemeinsam haben, ist, dass Ihr Gesprächspartner sich zu Rechtfertigungen gedrängt fühlen wird. Auch kann daraus ein gewisser Widerstand oder sogar eine Art „Gegenangriff" entstehen.

Im schlimmsten Fall kann durch solche Aussagen sogar die Kommunikation verweigert werden bzw. kann die Bereitschaft dazu stark sinken. Unter Umständen kann dies sogar Ihre Arbeitsleistung oder die Ihrer Mitmenschen beeinträchtigen.

Befragen Sie sich daher selbst: Erkennen Sie sich bei diesen aufgezählten Sperren der Kommunikation vielleicht wieder? Wenn ja, überlegen Sie, wie Sie diese Äußerungen möglichst in Zukunft vermeiden können.

Anfangs wird es Ihnen sicherlich nicht leichtfallen, aus Ihren vertrauten Sprachmustern auszubrechen. Besinnen Sie sich jedoch immer wieder auf das, was Sie über die Empathie wissen und die Kenntnisse dieser kommunikativen Hemmschwellen. Falls Sie das nicht vorher schon getan haben, sollten Sie sich außerdem angewöhnen, positive Formulierungen zu verwenden. Sprechen Sie auch immer wieder Fürsorge und Lob aus, denn dies erzeugt bei Ihrem Gesprächspartner ein positives Gefühl. Sie zeigen, dass Ihnen etwas an der Kommunikation liegt.

Neben den sprachlichen Äußerungen kommt es natürlich ebenso darauf an, wie Sie Ihre Gestik gestalten. Stehen Sie nur starr da und verschränken immer sofort die Arme? Dies ist ein unterbewusstes Signal der Abgrenzung zu Ihrem Gegenüber und dies wird sicher nicht unbemerkt bleiben. Versuchen Sie, locker zu bleiben und sich nicht zu sehr anzuspannen, denn sonst verkrampfen Sie irgendwann in einer unnatürlichen Haltung. Arbeiten Sie gern mit Gesten, um Ihre Worte zu unterstreichen.

Sehen Sie Ihrem Gegenüber beim Sprechen außerdem unbedingt an. Natürlich sollen Sie die andere Person nicht durchgängig anstarren, aber häufiger Blickkontakt ist wichtig. Wenn es Ihnen unangenehm sein sollte, direkt in die Augen Ihres Gesprächspartners zu blicken, so können Sie dabei einen kleinen Trick anwenden.

Anstatt direkt in ein Auge zu schauen, blicken Sie einfach die Stelle zwischen den Augen an, quasi das obere Ende der Nase. Ihr Gegenüber wird dabei nicht merken, dass Sie ihm nicht direkt in die Augen sehen.

Vergessen Sie natürlich nicht, Ihrem Gesprächspartner gegenüber Ihre Freundlichkeit auszudrücken. Wie es so schön heißt, kostet ein Lächeln nichts. Im Gegenteil: Es wird Sie im Gespräch sogar noch weiterbringen, wenn Sie lächeln, denn so fühlt sich die andere Person positiv angesprochen.

Wenn Sie Lächeln hilft es Ihnen zudem, falls Sie sich gerade etwas enttäuscht oder frustriert fühlen sollten. Denn die einfache Ausführung eines Lächelns oder eines kurzen, leisen Lachers kann Ihre Stimmung bereits heben. Natürlich sollten Sie dabei abwägen, in welchen Situationen es angebracht ist, zu lächeln. Aber dies sollte kein großes Problem für Sie darstellen, wenn Sie weiter empathisch vorgehen. Wie in vielen anderen Bereichen des Lebens gilt also auch hier: Immer positiv bleiben!

Wer etwas schenkt, erhält auch meist etwas zurück

Im vorherigen Kapitel konnten Sie lesen, wie wichtig es ist, sich positiv und offen zu verhalten. Kurz wurde dabei auch erwähnt, dass Sie Lob und Fürsorge aussprechen sollten. Dies ist in der Tat wichtig, denn der Ausdruck von Wertschätzung und Anerkennung ist ein tragender Bestandteil der GFK.

Gerade in der heutigen modernen Welt, die von aggressiv geführten Wahlkämpfen, zahlreichen Debatten und groß angelegten Konkurrenzkämpfen geprägt ist, ist Wertschätzung ein wichtiges Gut. Fürchten Sie sich jedoch nicht davor, künftig den Kürzeren ziehen zu müssen, nur weil Sie sich an wertschätzende Normen der Gesellschaft halten. Sie können gleichzeitig respektvoll bzw. wertschätzend sein und sich behaupten. Seien Sie dabei aber immer ein Vorbild für andere und halten Sie sich an die Grundregeln eines respektvollen Umgangs miteinander.

Um dies voll und ganz ausleben zu können, sollten Sie zunächst bereits bestehende Grundannahmen, die in der heutigen Gesellschaft alltäglich sind, beginnen zu hinterfragen. Damit gemeint sind vor allem diese vier Konzepte:

(1) Konkurrenz ist ein Überlebensprinzip, das wichtig für jede Situation ist. Frei nach dem Motto „Der Stärkste überlebt".

(2) Menschen sind gierig und wollen immer mehr.

(3) Moderne Menschen sind Individualisten. Man kann die eigene Erfüllung nur in der Selbstverwirklichung finden und man selbst sollte für sich immer an erster Stelle stehen.

(4) Der Härteste kommt am weitesten. Respektvoller Umgang, sprachliche Gewandtheit sowie Ausdrucksvermögen tragen nicht zwingend dazu bei, dass man weiter vorankommt.

Sicher kennen Sie mindestens eines dieser Konzepte. Fragen Sie sich nun selbst: Sind diese tatsächlich wahr? Kann dadurch eine einwandfreie gewaltfreie Kommunikation stattfinden?

Hinterfragen Sie diese Aufstellungen und gehen Sie in sich. Denken Sie über das menschliche Miteinander nach und prüfen Sie, ob diese Konzepte tatsächlich von Nöten sind. Diese Denkweise wird Sie in der GFK um einiges nach vorn bringen.

Fehlende Wertschätzung, Respekt und Vertrauen können zwar vielleicht zu Erfolgen führen, allerdings sind diese meist von kurzer Dauer und bald stehen Sie wieder am Anfang. Das Leben ist ein Geben und Nehmen: Je mehr Sie versuchen sollten, sich auf Kosten anderer Menschen zu verwirklichen, desto weniger wird Ihnen dies gelingen.

Um langfristige Erfolge verzeichnen zu können, sollten Sie daher viel lieber auf Kooperation statt auf Einzelkampf setzen.

Achten Sie dabei darauf, dass alle beteiligten Personen von dieser Zusammenarbeit profitieren können. Menschen werden viel lieber und häufiger mit Ihnen zusammenarbeiten wollen, wenn Sie nicht rücksichtslos Ihre Interessen versuchen durchzusetzen. Verbauen Sie sich daher nicht diese Chance.

Wenn Sie so handeln, verdrängen Sie nämlich außerdem mehr und mehr die Fähigkeit, mit anderen Personen zu kooperieren. Dies wäre eine extrem kurzsichtige und auch sehr egoistische Handlungsweise und es bringt Sie langfristig gesehen nicht weiter.

Zielen sie aus diesem Grund lieber auf Win-Win-Situationen ab, denn dadurch haben Sie am Ende ein viel besseres Ergebnis vorliegen. Natürlich setzt solch eine Kooperation das Vorhandensein von gemeinsamen Interessen heraus, doch mit Sicherheit wird es Ihnen nicht schwerfallen, derartige Personen zu finden. Schaffen Sie zusammen einen dauerhaften und gemeinsamen Nutzen.

Manchmal kann es passieren, dass andere Menschen oder auch Sie selbst misstrauisch werden, wenn viel auf dem Spiel steht. Dies kann natürlich immer passieren und ist nur verständlich. Versuchen Sie dennoch in solchen Situationen kooperativ und wertschätzend zu bleiben. Sie sind natürlich nicht verpflichtet, immer Zusammenarbeit durchzuführen.

Wozu Sie sich hingegen gewissermaßen „selbst verpflichten“ sollten, ist die Wertschätzung. Das gilt ebenso für Ihre Mitmenschen. In einer wertschätzenden Umgebung zu sein, bedeutet natürlich nicht, dass pausenlos Lobe und Komplimente ausgeteilt werden. Die Wertschätzung findet zwischen einer Person A und einer Person B statt. A ist hierbei das Subjekt, wohingegen B das Objekt darstellt. A schätzt B als Ganzes, wobei dabei nicht auf die jeweiligen Taten und Leistungen des Objekts (B) eingegangen wird.

Dabei ist es auch möglich, dass A zwei Objekten von gleicher Art (also zwei Personen) gleichzeitig, aber unterschiedlich ausgeprägten Respekt entgegenbringt.

Fest steht, dass sich die Wertschätzung direkt auf ein Objekt bezieht. Diese ist Teil des Respekts, welcher eine wichtige Grundlage der GFK darstellt. Respekt muss sich anfangs verdient werden, kann aber auch durch gewisse Handlungen wieder verloren gehen. Daher muss der Respekt immer wieder „aktualisiert“ und teilweise auch infrage gestellt bzw. „überprüft“ werden.

Vor allem in Führungspositionen ist Respekt sehr wichtig und sollte niemals außer Acht gelassen werden. Die Mitmenschen sollten daher als ein soziales Wesen verstanden werden, das Wertschätzung und Respekt benötigt.

Eine wichtige Grundlage dafür bildet ebenso der Respekt der eigenen Person gegenüber. Wie bei der Empathie auch, können Sie erst dann etwas geben, wenn Sie es auch selbst besitzen. Vergessen Sie daher nicht, sich selbst zu respektieren.

Voraussetzung für die Bereitschaft zum Respekt ist oftmals ein Wechsel der Wahrnehmungen. Menschen, die in anderen nur ein Mittel zum Zweck sehen und mit ihnen nur ihre eigenen Ziele erreichen wollen, neigen häufig dazu, ihre Mitmenschen zu „übersehen“. Die Folge daraus ist mangelnder Respekt, was Gift für die Durchführung der GFK ist. Wer führt, benötigt Wertschätzung, die von den zu führenden Personen ausgeht. Dies ist im Umkehrschluss nur möglich, wenn man sich als führender Mensch ebenfalls respektvoll und wertschätzend verhält (das Verhalten gegenüber der eigenen Person eingeschlossen).

Dies ist eine Frage des Selbstbildes und der Erkenntnis über die eigene Person. Stellen Sie sich daher bei Bedarf die Fragen, wie Sie sich selbst sehen oder wie Sie von anderen gesehen werden.

So können Sie viel besser mit Konfliktsituationen umgehen und die GFK einwandfrei anwenden. Behalten Sie daher immer dieses ständige Geben und Nehmen im Hinterkopf: Wenn Sie Wertschätzung und Respekt Ihren Mitmenschen entgegenbringen, werden auch Sie solches ernten. Die Folge daraus sind eine bessere Zusammenarbeit und ein viel besseres Betriebsklima.

Wie Sie Hindernisse hinter sich lassen

Um sich empathisch, wertschätzend und respektvoll anderen Menschen gegenüber verhalten zu können, ist es manchmal von Nöten, sich von alten Mustern und Angewohnheiten loszulösen. Wie Ihnen das am besten gelingen kann, möchte ich Ihnen in diesem Kapitel darstellen.

Es erfordert am Anfang vielleicht ein wenig Zeit und Mühe, sich nach der GFK zu verhalten, vor allem wenn Sie völlig neu auf diesem Gebiet sind. Natürlich sollen Sie nicht all Ihre bisherigen Verhaltensweisen über Bord werfen! Beginnen Sie mit einer Methode, die Ihnen für Ihre Situation am besten geeignet scheint und nehmen Sie eine Hürde nach der anderen. Auch dies zählt zum Ändern von Gewohnheiten.

Was allerdings sicher viele Menschen betrifft, ist das Thema der Vorurteile. Diese existieren zu Hauf und können die Kommunikation beträchtlich einschränken.

Versuchen Sie sich von solchen zu befreien. Bevor Sie jetzt aber denken „Ich besitze keine Vorurteile", so halten Sie bitte kurz inne. Es gibt kaum einen Menschen, der keine besitzt. Vielleicht „leben" Sie nicht nach diesen Vorurteilen oder Sie sind Ihnen gar nicht bewusst, aber sie sind mit Sicherheit vorhanden. Die gute Nachricht ist: Vorurteile lassen sich überwinden. Dies geschieht natürlich nicht von heute auf morgen, dennoch ist es ein lohnenswerter Prozess. Haben Sie dieses Ziel erst einmal erreicht, können Sie vollkommen unvoreingenommen handeln und so die GFK noch besser umsetztzen.

Wie bereits gesagt, erfordert dies allerdings ein wenig Mühe. Die Denkweisen, auf denen Vorurteile basieren, sind schließlich sehr tief verankert und in einigen Fällen bereits seit Jahren vorhanden. Sie sind gewissermaßen zu einer „Gewohnheit" geworden. Um sich nun von Vorurteilen befreien zu können, benötigt es am Anfang verständlicherweise den Willen dazu. Mehr Voraussetzungen gibt es nicht zu erfüllen. Sie müssen jedoch ernsthaft an diesem Vorhaben interessiert sein. Halbe Sachen gibt es dabei nicht!

Vielleicht sind Sie sich bereits einiger Vorurteile bewusst. In manchen Fällen hängen diese sogar mit bestimmten Personen zusammen. Suchen Sie daher den regelmäßigen Kontakt zu eben diesen Menschen. Meist basieren Vorurteile nämlich auf Unwissen oder sogar falschen Informationen.

Wenn Sie aber in Kontakt mit diesen Personen treten, so können Sie sich ein eigenes Bild machen und damit Ihre individuellen und persönlichen Informationen sammeln. Vielleicht werden Ihre Sichtweisen dann sogar erneuert.

Meist werden so nämlich existierende Vorurteile widerlegt. Dadurch gelingt es Ihnen, dass Sie die „Falschheit" hinter Ihrem Denken erkennen und aufheben können. Natürlich können Sie auch hier nicht davon ausgehen, dass dies sofort geschieht. Ein einziger kurzer Besuch bei einer bestimmten Person wird Ihnen sicherlich nicht helfen, einige Vorurteile abzulegen. Verlieren Sie dabei nicht die Geduld! Sie können sich ein wenig helfen, indem Sie die kleinen Fortschritte betrachten. Denken Sie nach jeder Kontaktaufnahme darüber nach, was sich vielleicht diesmal geändert hat, so verlieren Sie nicht den Mut.

Durch das regelmäßige Aufsuchen der „Quelle“ Ihrer Vorurteile wird es Ihnen außerdem schrittweise immer mehr erleichtert, Ihre bisherige Denkweise zu hinterfragen. Woran Sie sich bei der „Vorurteils-Bekämpfung“ auf jeden Fall halten sollten:

Eigene Vorurteile erkennen

Dies mag einfacher klingen, als es ist. Oftmals ist man sich seiner Vorurteile gar nicht genau bewusst. Gehen Sie also nicht davon aus, dass Sie immer und überall völlig unvoreingenommen sind. Scheuen Sie sich daher nicht, sich selbst kritisch gegenüber zu bleiben und beobachten Sie sich in bestimmten Situationen ganz genau. Auch nur der kleinste Gedanke über das Abstempeln einer Person zählt bereits.

Wenn Sie sich bei solchen „Gedanken“ erwischen, haben Sie ein Vorurteil gefunden. Begeben Sie sich daher auf die Suche und entdecken Sie weitere solcher Vorurteile. Machen Sie sich bewusst, wodurch diese ausgelöst werden.

Befragen Sie sich außerdem selbst. Nutzen Sie dazu beispielsweise Frage wie „Wem geben Sie kaum eine Chance?“, „In welchen Situationen greifen Sie bewusst/unbewusst auf Vorurteile zurück?“, „Was denken Sie ehrlich über...?“. Schon allein, wenn Sie sich über gewisse Vorurteile im Klaren sind, bringt Sie dies nach vorn und ist ein wichtiger Schritt in diesem Entwicklungsprozess.

Eigene Vorurteile hinterfragen

Wenn Sie einige Vorurteile bei sich selbst finden konnten, können Sie nun beginnen, diese zu ergründen. Hinterfragen Sie diese dazu direkt und ehrlich.

Denken Sie dabei darüber nach, ob Sie bereits Erfahrungen sammeln konnten, die Ihre Vorurteile bestätigen würden. Suchen Sie aber nicht nur Erfahrungen, die Ihre eigene Meinung bestätigen, denn damit könnten Sie sich schnell selbst belügen. Beziehen Sie all Ihre Erfahrungen in diesen Prozess ein. Um dieser „Falle“ zu entgehen, können Sie gezielt nach Erfahrungen bzw. Informationen suchen, die Ihrem Vorurteil ganz klar widersprechen. So vermeiden Sie es, dass Sie wichtige Erfahrungen, die zur Lösung beitragen könnten, übersehen.

Vorteile anderer Menschen bewusst werden

Wie Sie wissen, ist keine Person frei von voreingenommenem Denken. Das bedeutet daher im Umkehrschluss, dass es mit Sicherheit auch Menschen gibt, die Vorurteile gegen Sie hegen.

Auch wenn diese Erkenntnis mit Sicherheit unangenehm für Sie ist, so ist sie dennoch mit hoher Wahrscheinlichkeit wahr. Machen Sie sich daher dieser Tatsache ebenso bewusst, denn dies kann Ihnen weiterhelfen. Wenn Sie möchten, können Sie zusätzlich darüber nachdenken, welche Vorurteile jemand gegen Sie haben könnte. Aber Vorsicht: Dabei können Sie schnell Gefahr laufen, wiederum Vorurteile gegen andere Personen aufzubauen. Versuchen Sie daher, sich selbst völlig unvoreingenommen zu betrachten, seien Sie jedoch nicht zu kritisch.

Wenn Sie diese Hinweise annehmen und befolgen, so können Sie mit Geduld Ihre Vorurteile nach und nach abbauen. Machen Sie sich natürlich auch in diesem Bereich die Bedürfnisse und Gefühle anderer Menschen bewusst, denn dies kann Ihnen zu Einsicht verhelfen. Wichtig ist: Für die GFK sollten Sie keinesfalls in Schubladen denken!

Es beginnt mit der eigenen Person

Wie Sie bereits mehrmals in diesem Buch lesen konnten, können Sie Dinge wie Respekt oder Empathie erst dann anderen Menschen entgegenbringen, wenn Sie diese selbst besitzen. Beginnen Sie also vor der Anwendung der GFK damit, an der eigenen Person zu arbeiten.

Legen Sie inneren Groll und Hemmnisse ab und lernen Sie sich selbst neu kennen. Danach werden Sie eine ganz andere Sichtweise auf die GFK als Lebensphilosophie haben.

Machen Sie sich glücklich

Sie benötigen für die einwandfreie Umsetzung der GFK eine zufriedene und ausgeglichene Grundlage. Menschen, die von Zweifeln und Unentschlossenheit gekennzeichnet sind, werden in zwischenmenschlichen Situationen früher oder später auf Probleme stoßen, vor allem wenn es um die GFK geht. Beginnen Sie daher zunächst damit, sich selbst zu fragen, ob in Ihnen innere Konflikte herrschen. Vielleicht nagt ein besonderes Thema schon seit einiger Zeit an Ihnen und es will Sie einfach nicht loslassen? Können Sie irgendeine Handlung nicht mit sich selbst vereinbaren?

Wenn Sie viel über manche Dinge grübeln, könnte bei Ihnen tatsächlich ein innerer Konflikt vorhanden sein. Versuchen Sie also, diesen zu lösen, denn dies bringt Ihnen enorme Vorteile und Sie werden sich ausgeglichener fühlen. Davon profitiert auch Ihr Auftreten anderen Menschen gegenüber. Lassen Sie sich dabei nicht von Ihren Gefühlen übermannen, sondern behalten Sie das Steuer in der Hand! Nur Sie haben hierbei die Entscheidungsgewalt. Haben Sie keine Angst: Das Lösen innerer Konflikte ist meistens sogar einfacher als eine Auseinandersetzung mit einem anderen Menschen.

Sie haben es schließlich diesmal „nur" mit sich selbst zu tun und müssen sich auch für gar nichts schämen. Um nun zu einer inneren Entscheidung und damit zu einer Lösung zu kommen, wenden Sie folgende Punkte an:

Erkunden Sie Ihre Bedürfnisse

Vielleicht haben Sie dies bereits öfters oder im Rahmen der Vorbereitung auf die Empathie getan. Horchen Sie also tief in sich hinein und ergründen, welche Bedürfnisse in Ihnen schlummern und was es mit diesen auf sich haben könnte. Denken Sie beispielsweise darüber nach, wie es sich für Sie anfühlen würde, wenn diverse Bedürfnisse erfüllt würden.

Könnten damit vielleicht sogar bestimmte Anliegen hinter den Bedürfnissen getilgt werden? Achten Sie dabei vor allem auf die Reaktionen durch Ihre Gefühle, denn diese verraten Ihnen am besten, wie Sie etwas beurteilen.

Sammeln Sie Informationen

Vielleicht fällt es Ihnen am Anfang noch nicht so leicht, in sich selbst hinein zu horchen und sich auf Ihr Unterbewusstsein zu verlassen. Falls dem so sein sollte, können Sie sich dadurch helfen, dass Sie zu unterschiedlichen Handlungsalternativen Informationen sammeln.

Oftmals sind innere Konflikte nur ein Produkt der Fantasie. Sie denken über ein bestimmtes Szenario nach und über die möglichen Folgen, wobei diese meist unangenehm ausfallen, sollten Sie eine falsche Entscheidung treffen. Führen Sie sich dabei vor Augen, was wirklich real ist und was nicht.

Was kann tatsächlich im schlimmsten Fall passieren? Welche realen Folgen haben welche Entscheidungen? Lassen Sie sich dabei nicht von überstürzten und kurzschlussartigen Gedanken übermannen, sondern fixieren Sie den Blick auf das Reale.

Sichern Sie sich Handlungsoptionen

Ihr Unterbewusstsein spielt bei der Lösung innerer Konflikte eine wichtige Rolle, genauer gesagt ist es das Extensionsgedächtnis. Dieses sorgt dafür, dass Sie sämtliche Handlungsalternativen und die daraus folgenden Konsequenzen gleichzeitig verarbeiten können. Entwickeln Sie daher eine Strategie durch dieses „Durchspielen der Szenarien". Behalten Sie einige

Handlungsoptionen, die Ihnen zusagen im Hinterkopf, denn auf die können Sie zurückgreifen, wenn Sie Ihre Gedanken in Taten umsetzen. Halten Sie sich gewissermaßen immer einen „Plan B“ bereit, falls Ihr „Plan A“ nicht oder nur teilweise gelingen möchte.

Machen Sie es sich nicht zu schwer

Zur Lösung eines inneren Konfliktes gehört auch immer etwas Entspannung. Wenn Sie dieses Vorhaben beispielsweise gestresst angehen, werden Sie sicher nicht zu optimalen Ergebnissen kommen. Gehen Sie diese ganze Angelegenheit entspannt an und denken Sie dabei immer daran, dass es Ihnen auf jeden Fall gelingen wird, diesen Konflikt in Ihnen zu lösen.

Neben dem Lösen von inneren Konflikten ist es auch von Belang, dass Sie zu sich selbst finden können. Damit ist gemeint, dass Sie von sich selbst wissen sollen, wo Sie stehen und wo Sie hinwollen.

Denken Sie darüber nach, woran Sie glauben, was Sie fühlen. Bleiben Sie dabei gern konkret und denken Sie nicht darüber nach, was andere von Ihnen verlangen oder wie Sie sein „sollen“.

Hierbei geht es nur um Sie und Ihre Bedürfnisse und Empfindungen. Haben Sie dabei Vertrauen in sich selbst, denn dies wird Ihnen den Gedankengang und später auch Ihr Auftreten erleichtern. Setzen Sie sich mit bestimmten Themen, die Sie beschäftigen, auseinander und beachten Sie dabei Ihre Gedanken und Gefühle.

Vertrauen Sie Ihrem eigenen Urteil und Ihren Entscheidungen, denn nur so können Sie Ihre Meinung tatsächlich gut vertreten. Natürlich soll dies keinesfalls heißen, dass Sie immer und überall auf Ihre Meinung beharren sollen, aber ein ausgeglichenes Selbstvertrauen hat schließlich noch nie jemandem geschadet.

Bedeutend für die GFK ist außerdem, dass Sie Ihr eigenes Verhalten wahrnehmen und reflektieren. Dabei handelt es sich keineswegs um eine einmalige Sache, denn Selbstreflexion können Sie immer wieder durchführen, um sich stetig weiterentwickeln zu können.

Planen Sie dafür allerdings immer genügend Zeit ein, damit Sie dies so lange durchführen können, wie Sie möchten. Selbstreflexion sollten Sie in keinen hektischen Momenten durchführen oder „mal kurz in der Mittagspause". Wählen Sie lieber einen Augenblick, in dem Sie nichts stören kann und während Sie nicht von Ablenkungen geplagt sind.

Stellen Sie sich dabei Fragen wie „Was genau zeichnet Sie aus?", „Was fehlt Ihnen möglicherweise?", „Was macht Sie glücklich/ zufrieden/...?". Wie bei der Nachbereitung eines Konfliktgespräches können Sie sich hier unbegrenzt viele Fragen stellen, die Ihr Verhalten und Ihre Gefühle wie auch Bedürfnisse betreffen.

Antworten Sie dabei immer ehrlich! Es bringt nichts, sich selbst etwas vorzulügen. Achten Sie dabei auch auf Fragen wie „Wo stehen Sie gerade?" bzw. „Wo möchten Sie gern stehen?". Vielleicht stoßen Sie dabei auch auf unangenehme Fragen und Antworten, doch sehen Sie dies positiv: Daran können Sie von nun an arbeiten und sich so weiterentwickeln. Sie müssen dies alles nicht nur in Gedanken tun. Haben Sie eine gewisse Sicherheit in der Selbstreflexion erreicht können Sie nun auch zu Stift und Papier greifen.

Schreiben Sie alles, was sich gerade noch in Ihren Gedanken abgespielt hat, nieder. Verzichten Sie dabei auf Beschönigungen und lassen Sie nichts weg! Auch dabei müssen Sie komplett ehrlich bleiben.

Verständlicherweise hat man nicht immer Zeit und Muße, Selbstreflexion durchzuführen (vor allem nicht jeden Tag!). Planen Sie daher gern einen langfristigen Termin mit sich selbst ein, in dem Sie sich bewusst Zeit für die Selbstreflexion nehmen. Dies kann oftmals helfen, diese dann tatsächlich durchzuführen.

Am Anfang dieses Kapitels wurde beschrieben, dass es wichtig ist, zu sich selbst zu finden. Dies spielt auch bei der Selbstreflexion eine Rolle, denn dann können Sie sich noch viel besser mit der eigenen Person auseinandersetzen. Selbstreflektierte Menschen sind sich Ihrer Haltung zu gewissen Aspekten und zum Leben generell bewusst und entwickeln häufig eine ganz besondere Einstellung zu gewissen Themen. Stellen Sie sich mit diesen Voraussetzungen der GFK, so werden Sie damit sicherlich kaum Probleme haben.

Niemand ist perfekt

Das Thema dieses Kapitels knüpft ganz eng an das Ende des vorherigen an. Ein Teil der Selbstreflexion ist es nämlich, die eigenen Schwächen zu kennen und zu akzeptieren. Doch bei der GFK spielen natürlich auch Ihre Mitmenschen eine entscheidende Rolle.

Daher ist es ebenso wichtig, deren Schwächen anzuerkennen. Schwächen zu haben gehört zum Menschsein dazu und das sollten Sie sich immer wieder ins Gedächtnis rufen. Fehler zu machen ist nicht verwerflich und kann jederzeit vorkommen. Kommen Sie daher mit ihren eigenen Schwächen ins Reine, dann können Sie sich besser auf Gespräche vorbereiten und eventuell auch besser reagieren.

Bringen Sie Ihren inneren Kritiker zum Schweigen

In den meisten Fällen sind Sie selbst Ihr größter Kritiker. Ihre innere Stimme flüstert Ihnen zahlreiche negative Gedanken ein und gräbt sich immer weiter durch Ihr Selbstvertrauen. Wichtig dabei ist, dass Sie dies realisieren und sich dabei im entscheidenden Moment „ertappen“. Dann können Sie nämlich bewusst gegensteuern. Natürlich geben Sie für sich selbst zu, dass Ihnen etwas vielleicht nicht so gut gelungen ist, wie Sie es eigentlich erhofft hatten. Aber sagen Sie dabei auch zu sich selbst, dass Sie diese Situation schon irgendwie meistern werden. Dabei akzeptieren Sie etwas, was Ihnen nicht gelungen ist, also wobei Sie „geschwächelt“ haben, reden sich aber gleichzeitig positiv zu.

Behandeln Sie sich wie Ihren besten Freund

Vielen Menschen fällt es leichter, emphatisch mit sich umzugehen, wenn Sie so tun, als würden Sie mit einem guten Freund reden. Wie würden Sie schließlich reagieren, wenn Ihr bester Freund diese bestimmte Schwäche aufweisen würde? Was würden Sie tun, wenn ihm irgendetwas misslungen wäre? In solch einer Situation würden Sie sicherlich Mitgefühl ausdrücken und emphatisch reagieren. Genau das tun Sie einfach für sich selbst. Muntern Sie sich auf, wie Sie es bei Ihrem Freund machen würden.

Verzeihen Sie sich selbst

Reiten Sie nicht ständig auf Ihren Fehlern herum, denn das macht diese auch nicht ungeschehen. Viel wichtiger ist es, dass Sie sich die eigenen Fehler verzeihen. Kein Mensch kann immer alles perfekt schaffen, sagen Sie sich dies immer wieder. Wenn Sie möchten, können Sie auch hier schriftlich arbeiten und Ihre Schwächen und Fehler notieren, um diese dann genauer ergründen zu können. Manchmal hilft es, sich Dinge gewissermaßen „von der Seele zu schreiben".

Wenn Sie begonnen haben, Ihre eigenen Schwächen zu erkennen und zu akzeptieren, sollten Sie Ihren Blick früher oder später auf Ihre Mitmenschen lenken. Auch diese Personen haben Fehler, vielleicht sind sie nur manchmal etwas besser versteckt.

Hören Sie daher auf, bestimmte Menschen als „perfekt" zu betrachten. Sagen Sie sich immer wieder, dass jeder Schwächen besitzt, auch beispielsweise Ihr Vorgesetzter. Mit solch einem Denken wird es Ihnen erleichtert, die Menschen vor sich zu sehen, nicht nur deren Ämter.

Es hilft Ihnen außerdem, behutsamer und einfühlsamer vorzugehen, wenn Sie mit diesen Menschen in ein Gespräch treten und wissen, wo die jeweiligen Schwächen des anderen liegen. So ist eine viel bessere Kommunikation möglich.

Sollten Sie von bestimmten Fehlern Ihrer Mitmenschen wissen, so dürfen Sie dies natürlich keinesfalls für Ihren eigenen Vorteil nutzen! Dies würde schließlich der Philosophie der GFK widersprechen. Ihr Gegenüber wird wohlwollend merken, dass Sie dessen Schwächen berücksichtigen und so wird Ihnen die Kommunikation um ein Vielfaches erleichtert.

GFK – Mehr als nur Konfliktmanagement

Wie bereits mehrfach angemerkt wurde, handelt es sich bei der GFK keinesfalls „nur“ um eine Art der Konfliktbewältigung. Vielmehr kann diese als Lebensphilosophie betrachtet werden, die Sie stetig begleitet. Was genau bedeutet dies also genau? Welche Vorteile bringt es mit sich, die GFK stets „anzuwenden“? Vielleicht werden Sie die folgende Aussage zunächst als widersprüchlich empfinden, doch Sie ist tatsächlich von Bedeutung. Die GFK ermöglicht nämlich eine „gesunde“ Streitkultur.

Das Anwenden der GFK bedeutet schließlich nicht, dass Ihre Umgebung komplett frei von Konflikten und Auseinandersetzungen ist. Sie wertet diese in gewisser Hinsicht sogar auf und erleichtert das menschliche Miteinander.

Was ist aber demnach eine „ungesunde“ Streitkultur? Solch eine können Sie vor allem an bestimmten Symptomen erkennen. Wenn Sie sich also Ihre Umgebung (beispielsweise Ihren Arbeitsplatz) genauer ansehen und mehrere der folgenden Symptome finden können, so herrscht bei Ihnen eine „ungesunde“ Streitkultur. Halten Sie danach Ausschau:

Auseinandersetzungen werden als eine Art Systemfehler betrachtet.

In manchen Fällen können Konflikte auch sogar als ein „Angriff“ auf die Positionen anderer Menschen gesehen werden.

Fehler = Versagen.

Fehler werden moralisch bewertet und zwar negativ. Dies ist aber kontraproduktiv, denn so entsteht nur Angst vor einer Strafe bei eventuellen Fehlern. Missgeschicke und Irrtümer werden vertuscht, um sich selbst zu schützen. So kann man jedoch nicht aus seinen Fehlern lernen und es fehlt eine wichtige Quelle für Rückmeldungen und konstruktive Gespräche.

Gewisse Gefühle sind nicht erlaubt.

Dies betrifft vor allem Emotionen wie Angst, Überforderung, Hilflosigkeit oder Resignation. Wie Sie bereits wissen, ist es nie gut, wenn Gefühle unterdrückt werden. Anstatt also Lösungsansätze für die besagten Gefühle (gemeinsam) zu finden, wird versucht, diese zu verstecken und es entsteht ein Netz von falschen Kompromissen und Unwahrheiten.

In solch einem Umfeld wird man sich wohl kaum gelöst fühlen und Anspannungen können immer weiter ansteigen. Für eine „gesunde“ Streitkultur ist es wichtig, sich auf Augenhöhe mit der jeweils anderen Person zu befinden. Dies fällt vielen Menschen schwer, da Sie sich immer wieder das „Machtgefälle“ zwischen Menschen ins Gedächtnis rufen. Wie aber in diesem Buch bereits beschrieben wurde, ist dies wichtig, um ein konstruktives Konfliktgespräch führen zu können.

Wenn Sie nach der GFK „leben“ werden Sie außerdem nach und nach die Gewohnheit ablegen, lediglich in zwei Kategorien, nämlich „richtig“ und „falsch“ zu denken.

Die Welt um Sie herum ist nicht nur schwarz und weiß, es existieren immer zahlreiche Grautöne dazwischen. Sie werden eine gewisse „Sowohl-als-auch-Haltung“ entwickeln, was früher oder später auf sämtliche Bereiche Ihres Lebens übergreifen wird. Die GFK wird Ihnen außerdem stets dabei behilflich sein, zu neuen Lösungen zu gelangen, die Ihnen vorher vielleicht nicht aufgefallen sind. Dies gilt aber nicht nur für Sie allein.

Je mehr Menschen in Ihrem Umfeld die GFK für sich annehmen werden, desto schneller und auch deutlicher werden sich Veränderungen bemerkbar machen. Man wird sich offener und auch aufrichtiger begegnen und möglicherweise werden nun sogar Themen angesprochen, die vorher kaum oder gar nicht zur Rede kamen. Durch das Sichtbarmachen der einzelnen Bedürfnisse und Gefühle der beteiligten Personen können diese um ein Vielfaches besser berücksichtigt und in den Lösungsprozess eingebunden werden.

Dies wiederum sorgt für nachhaltigere und zufriedenstellende Ausgänge von Konflikten. Daraus wiederum resultiert oftmals ein stärkeres Selbstvertrauen der einzelnen Personen und das gegenseitige Verständnis erhöht sich ebenfalls.

Auch das Vertrauensverhältnis wird in einer von der GFK gekennzeichneten Umgebung anders sein. Absprachen werden viel direkter und auch zeitnaher stattfinden und der Austausch von Informationen findet auf einer bereitwilligeren Basis statt als es zuvor der Fall war.

Entscheidungsprozesse werden effizient und zielorientiert gestaltet, um möglichst eine Win-Win-Situation zu erreichen. Durch all diese Faktoren werden die Sicherheit und Harmonie verstärkt und dadurch kommt es sogar zu weniger Fehlern und Misserfolgen. Die GFK ist demnach eines der effizientesten Mittel, um für eine von Vertrauen gekennzeichnete Umgebung zu sorgen. Sie werden ständig von dieser Philosophie begleitet, wenn Sie diese erst einmal für sich angenommen haben. Dies betrifft nicht nur Ihren Beruf, sondern auch ganz alltägliche Handlungen im Alltag:

Sie konzentrieren sich viel mehr auf die Beziehung und Haltung zwischen Ihnen und Ihrem Gesprächspartner.

Dabei kommt es nicht mehr nur auf die einzelnen Worte an, die jede Person von sich gibt, sondern vielmehr auf das menschliche Miteinander.

Sie können neue Perspektiven entwickeln.

Da Sie sich durch intensives Auseinandersetzen mit der eigenen Person Ihrer Bedürfnisse, Gefühle und Schwächen nun viel bewusster sind, können Sie mit einem anderen Blickwinkel auf manche Themen schauen. Vielleicht fallen Ihnen Aspekte auf, die Sie vorher nicht sofort sehen oder bemerken konnten.

Sie sind gelassener in angespannten Situationen.

Wer nach der GFK „lebt“, wird von Anfang an anders in eine Konfliktsituation einsteigen, als Menschen, die sich nicht danach richten.

Sie werden von Ihren Mitmenschen anders wahrgenommen.

Die Personen in Ihrem Umfeld werden schnell merken, dass Sie sich ihnen gegenüber aufrichtig und empathisch verhalten. Dies führt in der Regel zu einem höheren Ansehen und es wird Ihnen mehr Vertrauen entgegengebracht werden.

Entspannter leben und arbeiten

Sie werden sicher bald feststellen, dass die GFK Sie in vielen Bereichen Ihres Lebens weiterbringen kann, sei es im beruflichen oder in privaten Beziehungen. Behalten Sie dabei immer im Hinterkopf, dass das A und O der GFK die Empathie ist. Üben Sie sich immer wieder darin, denn diese ist einem ständig wachsenden Entwicklungsprozess ausgesetzt.

Wie es so schön heißt: Man lernt schließlich nie aus. Lenken Sie Ihren Fokus stets auf Gefühle und Bedürfnisse und ergründen Sie diese. Wie Sie wissen, können Sie nur dadurch wirklich ehrlich und aufrichtig mit anderen Menschen gemäß der GFK interagieren.

Sollte für Sie ein Konfliktgespräch anstehen, so bereiten Sie sich stets mental wie auch emotional darauf vor. Konzentrieren Sie sich dabei auf Ihre Bedürfnisse und Gefühle und klären Sie deren Beweggründe. Vergessen Sie natürlich nicht, sich entsprechend in Ihren Gesprächspartner einzufühlen.

Klären Sie offen den Anlass, eventuelle Regeln und vor allem das Ziel Ihres Gesprächs mit Ihrem Gegenüber genau ab. Nur so können beide Parteien wirklich wissen, zu welchem Punkt sie kommen möchten.

Bei Bedarf können Sie die Ergebnisse gern schriftlich festhalten. Wichtig: Finden Sie einen positiven Abschluss, auch wenn vielleicht nicht das von Ihnen gewünschte Ergebnis eingetreten ist. Widmen Sie sich immer der Nachbereitung. Fragen Sie sich, was gut verlief, was weniger gut und wo eventuelle Baustellen Ihrerseits bestehen. Dadurch entsteht jedes Mal eine gute Grundlage für das nächste Gespräch.

Vergessen Sie auch nicht, sich bei Gesprächsführungen an die in diesem Buch beschriebenen Hindernisse zu erinnern. Wie Sie wissen, gibt es einige Stolperfallen, die die GFK durchaus erschweren können. Bleiben Sie immer motiviert und werden Sie nicht müde die GFK anzuwenden. Ihr eigenes Wohlbefinden und auch Ihre Mitmenschen werden mit Sicherheit davon profitieren!

Denken Sie auch immer daran, dass Sie durch die GFK und durch die damit verbundene Empathie Situationen deeskalieren und so manchmal Schlimmeres verhindern können!

Denken Sie immer daran: Die GFK hilft Ihnen schließlich, negative äußere, wie auch innere, Botschaften in Bedürfnisse und Gefühle zu übertragen. Sie hilft Ihnen, Ihre Innerstes zu entdecken, zu verstehen und angemessen nach außen zu tragen. Fühlen Sie sich immer zuerst in die Leute ein, der Rest kommt nach einer Weile von ganz allein!

Viele sehen in der GFK eine Herausforderung und sind der Meinung, dass diese schwer zu „erlernen" sei. Seien Sie daher ein Vorbild für solche Personen und zeigen Sie ihnen, dass dem ganz und gar nicht so ist. Gehen Sie als ein gutes Beispiel voraus und tragen Sie Ihr Wissen an andere Menschen weiter. Je mehr Menschen um Sie herum sich mit der GFK auseinandersetzen, desto besser kann diese funktionieren.

Denken Sie daher immer daran: Beobachten, Fühlen, Bedürfnisse und Bitten sind das A und O der gewaltfreien Kommunikation. Drücken Sie diese immer klar und ehrlich aus. Was hören/sehen/fühlen Sie? Was hört/sieht/fühlt der andere? Was brauchen Sie und was ist Ihnen wichtig? Was braucht der andere Mensch?

Bleiben Sie ehrlich und sagen, wer Sie sind, ohne dabei Ihre Mitmenschen zu verletzen, zu beschuldigen oder zu kritisieren.

Gleichzeitig nehmen Sie empathisch auf, wie Sie selbst sind, ohne dies sofort als Beschuldigung oder Kritik aufzufassen. Hoffentlich konnten Sie Ihren Horizont durch dieses Buch erweitern und sind nun fest entschlossen, die GFK an Ihre Umgebung weiterzugeben. Dies wird Ihnen mit Sicherheit gelingen und Ihnen ein angenehmeres Umfeld bescheren! Alles Gute für Sie und behalten Sie stets im Hinterkopf: Ehrlich ausdrücken und empathisch aufnehmen und hören.

Ausblick

Sie sind jetzt an einem Punkt, an dem Sie nicht nur wissen, wie Sie Gewaltfreie Kommunikation gewinnbringend für sich anwenden, sondern auch in Hinblick auf Ihre Mitmenschen Großes bewirken können. Dieses Buch ist Ihre ganz persönliche Anleitung, wie Sie Ihren Beziehungen neuen Glanz verleihen und sowohl das eigene als auch das Potenzial anderer maximal entfalten.

Denn sind wir mal ehrlich: Wer profitiert am meisten davon, wenn Sie das Gelesene in Ihrem Leben anwenden? Sie selbst? Zum Teil. Doch viel größer und bedeutender ist der positive „Impact", den Sie auf Ihren Partner, Freunde, Verwandte, Arbeitskollegen, Geschäftspartner, Mitarbeiter, Kunden, Nachbarn und viele weitere Menschen haben werden.

Andere werden Sie bewundern für die sozialen Kompetenzen, die Sie sich durch dieses Buch angeeignet haben. Die hier genannten Strategien sind nichts weniger als der goldene Schlüssel, der Ihnen Tür und Tor zu besseren, nachhaltigen, friedvollen, erfüllten und rundum glücklichen Beziehungen öffnet.

Was für Sie früher unter Umständen eine Herausforderung war, kann jetzt zu Ihren Stärken gezählt werden: Effektives Konfliktmanagement und erfolgreiche Kommunikation. Unter einer Voraussetzung: Sie müssen die Inhalte aus diesem wertvollen Buch anwenden!

Ich betone es in meinem Büchern immer und immer wieder, aber nichts ist mir (und hoffentlich auch Ihnen) so wichtig, wie dass Sie mit den Informationen arbeiten und diese schnellstmöglich in die Praxis umsetzen. Daher: Lesen Sie das Buch ein zweites Mal, und fokussieren Sie sich diesmal auf die Anwendung der Praxis-Einheiten. Gehen Sie dabei Schritt für Schritt vor. Und Sie werden erfolgreich werden. Das garantiere ich Ihnen!

Sollten Sie dann eine positive Veränderung bei sich und in Ihrem Umfeld feststellen, so möchte ich Ihnen herzlich gratulieren. Aber vorher möchte ich mich bei Ihnen bedanken. Dafür. dass Sie sich die Zeit genommen haben, eines meiner Bücher zu lesen und sich für ein besseres Leben entschieden zu haben. Ein Leben in friedvollen und glücklichen Beziehungen zu anderen Menschen.

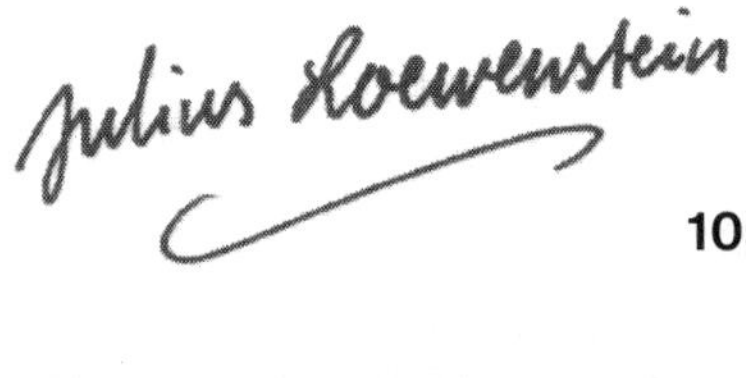

RHETORIK
Reden wie ein Profi

Wie Sie ein guter Redner werden, überzeugend auftreten und Ihre wahrgenommene Kompetenz durch erfolgreiche Kommunikation erhöhen

„Wichtiges Buch für ein erfolgreiches Leben."
– Amazon Kunde

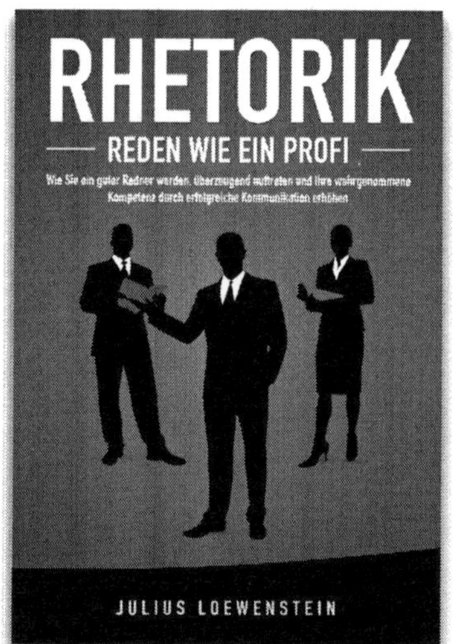

Das Rhetorik Buch zeigt Ihnen, wie Sie mithilfe einfacher Strategien Ihre Rede- und Überzeugungskünste verbessern.

Dieses Buch bietet Anfängern einen guten Start, um Kommunikation zu meistern. Auch aber bekommen Experten neue Einblicke in die Welt der Rhetorik, was dieses Werk zu einer absoluten **Standardlektüre** macht, wenn es um die Kunst der Rede geht. Damit auch Sie Ihre Interessen wirkungsvoll durchsetzen und Ihre Mitmenschen **nachhaltig für sich gewinnen**!

ISBN: 978-1728739243

Julius Loewenstein

SMALLTALK
Freunde gewinnen

Wie es Ihnen gelingt, Freunde zu finden, Ihre Beliebtheit zu steigern und die Kunst, Menschen zu beeinflussen

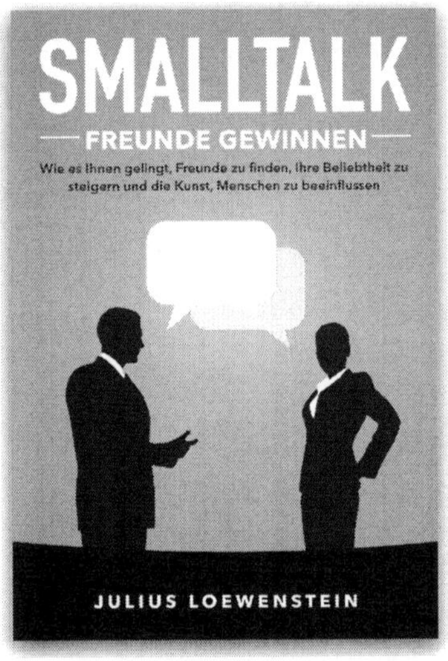

★★★★★

„Eine riesige Hilfe, um Schüchternheit abzulegen."

– Amazon Kunde

Im Smalltalk Buch lernen Sie, wie Sie Alltagsgespräche spielerisch meistern und Ihre Mitmenschen nachhaltig beeinflussen.

Ob es sich um ein geschäftliches Gespräch, eine lockere Unterhaltung mit Bekannten oder einen Flirt handelt – dieses Buch bietet Anfängern als auch Profis praktische und sofort anwendbare Tipps für reichhaltige Unterhaltungen. Anhand einfacher Strategien und **lebhaften Beispielen** lernen Sie nachhaltig Ihre Beliebtheit zu erhöhen und Ihre Mitmenschen für Sie zu gewinnen.

ISBN: 978-1791885441

Julius Loewenstein

Weitere Bücher von Kristin ...

EMOTIONALE INTELLIGENZ
Gefühle verstehen

Wie Sie mit Hilfe effektiver Methoden Gelassenheit lernen, Stress bewältigen, Menschen lesen und Schritt für Schritt Ihre Beziehung verbessern

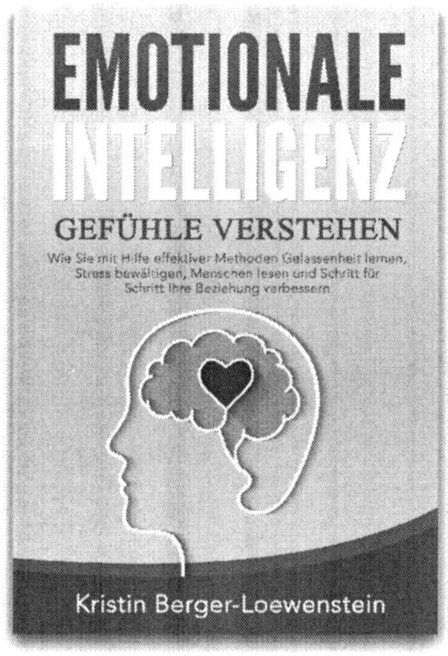

„Öffnet einem die Augen, Dinge anders zu betrachten und zu handeln."

– Amazon Kunde

Wer heutzutage erfolgreich sein will, muss seine Emotionen verstehen und die Macht der emotionalen Intelligenz für sich beherrschen!

Dieser Ratgeber behandelt alles rund um das Thema Emotionale Intelligenz und zeigt Ihnen **unvorhergesehene Möglichkeiten** auf, wie Sie Ihre Gefühle und Gedanken miteinander in Einklang bringen und durch effektivere Kommunikation ungeahnte Lösungen für Ihren persönlichen Erfolg im Umgang mit anderen Menschen entdecken.

ISBN: 978-1698562346

Kristin Berger-Loewenstein

JETZT KOSTENLOS SICHERN!

... und von Julius Loewenstein.

RHETORIK | SMALLTALK | SCHLAGFERTIGKEIT | SELBSTBEWUSSTSEIN

Das Große 4 in 1 Buch!

Wie Sie die Kunst der Kommunikation, der Körpersprache und selbstbewusstes Auftreten erfolgreich meistern

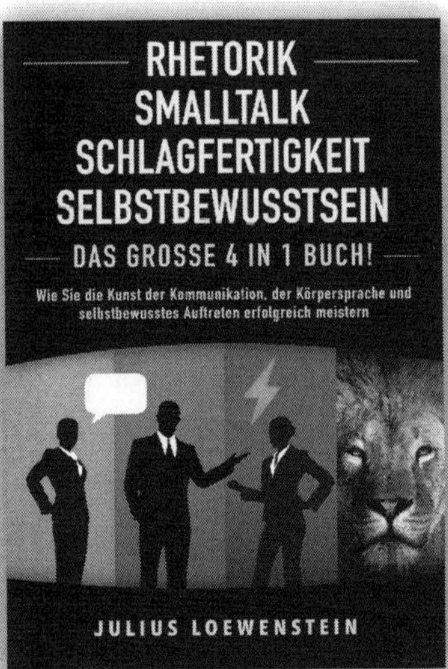

„Standardwerk für erfolgreiche Kommunikation - das wohl mächtigste Buch zum Thema."

– Amazon Kunde

Das Große 4 in 1 Buch vom Bestseller-Autor Julius Loewenstein!

Dieser Klassiker umfasst die vier Dauer-Bestseller von Julius Loewenstein. In diesem Buch werden essenzielle Erfolgsstrategien gebündelt und **ungekürzt** in vollem Umfang wiedergegeben. Damit Sie das ganze Paket der Persönlichkeitsentwicklung für Ihren Erfolg aus einer Quelle beziehen und dabei kostengünstig auf wertvolles Praxis-Wissen zugreifen!

ISBN: 978-1073655007

Julius Loewenstein

Ihr exklusiver Bonus: Ein GRATIS Geschenk

Sie möchten mehr? Mehr praktische Sachliteratur, die Sie wirklich weiterbringt? Dann habe ich die perfekte Lösung für Sie ...

Als kleines Dankschön erhalten Sie von mir ein Buch – 100 % kostenlos.

Das Ebook **AUSSTRAHLUNG** enthält für Sie ein bombensicheres 7-Schritte-System, mit dem Sie Ihre Anziehungskraft maximal erhöhen, Menschen für sich begeistern und in kürzester Zeit unerschütterliches Selbstvertrauen aufbauen.

GRATIS Buch „AUSSTRAHLUNG“

Sichern Sie sich Ihr Ebook jetzt unter:

bonus.julius-loewenstein.de

Inhalte aus dem kostenlosen Ebook von Julius Loewenstein:

★ Entdecken Sie das versteckt gehaltene Geheimnis charismatischer Menschen. Nutzen Sie es!

★ Mit diesem 1 seltsamen Trick werden Sie sofort unwiderstehlich auf andere

★ Wie Sie Ihr Mindset auf Erfolg, Glück & Anziehung programmieren und ein Leben lang davon profitieren

Dieses Buch ist Ihr **persönlicher Wegweiser** zu Glück, Wohlstand und Erfolg. Sichern Sie sich jetzt Ihr Exemplar und profitieren Sie noch heute von einleuchtenden Erkenntnissen – für Sie **lebendig auf den Punkt gebracht** und **praxistauglich** aufbereitet.

Und Sie bereichern Ihr Leben dadurch vielleicht mehr, als Sie es je für möglich hielten.

Printed in Poland
by Amazon Fulfillment
Poland Sp. z o.o., Wrocław

81440324R00065